의학에서 기의 세계 들여보기

의학에서 기의 세계 들여보기

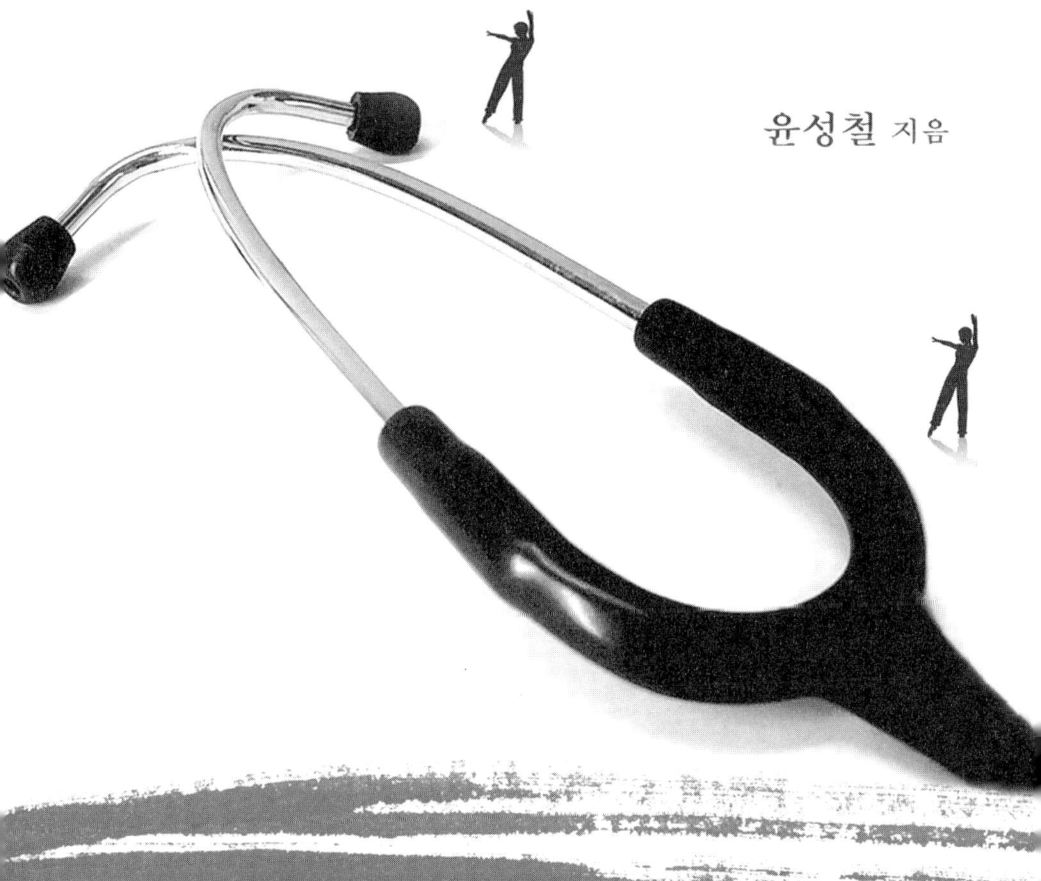

윤성철 지음

단국대학교출판부

머리말

현대인들은 일상 생활 속에서 많은 스트레스에 시달리고 있다. 지하철 같은 대중교통을 이용하거나 운전을 해 보아도 그렇고, 음식점을 들러 음식을 주문해서 먹을 때나, 간단한 물건을 사기 위하여 들른 매점의 복잡한 상황 때문에 유쾌하지 않은 일을 당하거나, 인내를 요구하는 환경이 많아서 우리의 인체는 들락날락하는 스트레스의 공격에 매일 시달리고 있다. 그러다보니 만성적인 피곤증이나 두통, 복부 팽만감이나 소화불량감 등 우리의 인체는 해결되지 않는 막연한 증세에 시달리는 경우가 많다. 이에 따라서 건강에 대한 염려증은 생각할수록 확산되고 있고, 각 종합병원에서 시행하는 종합검진사업은 비의료보험인데도 불구하고 검진 신청자의 수는 기하급수적으로 늘고 있다.

특기할 만한 사항으로는 신청자들이 건강을 염려해야 될 노령 인구가 아니라 20대부터 40대의 젊은 연령층이라는 것이다. 그리고 검사 후 발견되는 여러 결과는 더 큰 불안감을 양산하여 검사를 시행하지 않음만도 못한 경우도 있어 이로 인한 사회경제적 비용과 심리적 노고를 생각하면 종합 검진이 우리의 건강 문제를 해결하는 방책이 못 되는 듯하다. 일반인들이 이러할진대 이미 질환이 발견되어 병원에 입원하고 있는 사람에게는 건강에 대한 스트레스는 더 크고 그로 인한 고통은 막연한 불안감과는 비교가 안 될 것이다. 그 중에도 암에 대한 스트레스는 사형 선고와 같이 생각되고 있다.

사실 우리의 인체는 매일 매일 노화의 과정으로 진행되고 있고 면역력은 감소되어 가고 있다. 이러한 과정에서도 암세포는 우리 인체 내에서 생성과 사멸을 거듭하고 있다. 암이 발생했다는 것은 발생과 사멸의 균형 과정이 깨어졌음을 말하는 것이다. 그리고 병원에서의 치료는 발생된 암을 여러 가지 방법으로 제거하는 데 골몰할 것이다. 그리고 상당한 성과를 거두고 있다. 그러나 그 이후의 과정, 즉 면역력을 키워서 재발을 막거나 자연 치유력을 강하게 하여 치유 효과를 극대화하는 치료에 대해서는 소극적이고 특별한 조치가 거의 없다시피 하다. 그 이유는 현대의학에서는 아직까지 여기에 대해서는 그 자랑하는 통계와 눈에 보이는 증거주의를 통과하는 과학적인 토대에 입각한 내용의 제시된 치료법이 없기 때문이다.

그러나 최근에 시도되고 있는 보완요법의 내용을 살펴보면 조만간 현대의학계에로 현재 대체의학이라는 대상 학문들이 누구나 인정하는 정식 치료 내용으로 편입될 날이 멀지 않았다고 판단된다. 그리고 중국이나 북한은 정치, 경제적인 이유로 한방 양방이 일원화되어 있었으나 그동안 발전하지 못하였고, 일본은 침구 등의 기술은 있었으나 한의학이 없고, 우리나라는 한방이 현대의학과 스스로 격리하고 독점적인 이익에 관심을 갖고 있는 절름발이 한의학으로 존재해 왔다. 그래서 동방의 삼국이 역사적으로 경혈 등을 이용한 인체에 대해 독특한 시각을 갖고 있었음에도 서양의학에 눌려 근대로부터 그 진면목을 발휘하지를 못하였다.

그러나 최근에 서양의학의 한계를 동양의학에서 찾으려는 시도가 진행되고 있으며 가시적인 성과가 확인되고 있다. 한의학의 전인적(全人的) 의학이론과 의술에 대한 과학화는 의학계가 아닌 물리학계에서 오히려 진전 중이며 물리학계에서의 광자의학이야 말로 미래의학의 큰 한 축으로 자리매김을 할 것으로 전망된다. 현대 치료의학의 현재 방향은 그대로 발전하도록 해야겠다. 그러나 그 이전에 우리 인체에 잠재되어 있는 자연 치유력, 즉 숨어 있는 빙산과 같은 이 치유력을 더 조직적이고 간편하게 증강시키고 질서와 균형을 잡아 나가는 방법을 계발한다면 질병이 예방되어 인간의 수명은 더 길어지고 생존하는 동안의 삶의 질도 훨씬 더 좋아 질 것이다.

이 책은 대체의학 중에서도 에너지 치료에 해당하는 것으로, 대중성 있는 표현으로 흔히 말하는 기치료를 그 관심 대상으로 잡았다. 현재 언급되는 동종요법, 니시요법이라는 자연요법, 침요법이나 뜸요법, biomechanics, 기공치료 등의 대체 치료법들은 본질적으로 에너지 요법이라고 할 수 있다. 따라서 기치료를 이해하는 것은 현재 소개되는 보완요법의 기본을 모두 이해하는 데 가장 중요한 사항이라고 생각하여 이를 집중 조명하였다.

우리 인체의 에너지장을 이해하는 것은 인체의 심부에 내재된 자연치유력을 이해하는 것이고 이는 현대의학의 부족한 면을 메우는 큰 이슈이어서 이 주제에 심취한 결과 작은 성과이지만 이 책을 세상에 내놓게 되었다. 주위에서 도와주신 분에게 감사드리고 특히 기의 세계에 대해 많은 영향을 준 기치유연구회의 윤한홍 교수님과 신수인씨에게 지면을 통해 감사드린다.

2007년 8월 20일

연구실에서 윤 성 철 배상

차 례

현대의학 치료의 한계

현대의학 치료의 현실적 한계 25시

48세된 중년 여성은 늦은 나이에 재혼하게 된 한 남자와 결혼 하였으나 그녀는 남편과 전처의 아들이 경제적인 문제로 속을 썩여서 평소 괴로움을 많이 받는 결혼 생활을 해오고 있었다. 나이가 들면서 스트레스의 강도는 높아가고 이때 혈압이 높아지는 것을 알게 되었고 따라서 고혈압, 고지질증 및 동맥경화증에 대한 약을 복용하기 시작하였다. 이즈음에 목 뒤쪽에 심하고 계속되는 통증을 느꼈고 이에 입원까지 하였다. 경추부에 대한 MRI 검사에서 척추에 이상이 관찰되었으나 환자의 증세와 검사 결과와는 상관성이 없었다. 그 목 뒤의 증세가 사라지고 좀 편히 살게 된 것도 잠시이고 이어서 좌측 흉부의 위쪽으로 저린 듯하고 벌레가 기어 다니는 느낌의 증상이 다시 나타났다. 환자는 평소에 다니던 인근 정형외과에서 사진 찍고 약물요법과 재활의학직 물리 치료를 받았으나 소용이 없었고, 인근 한의원에서 쑥찜치료, 침치료도 받았으나 피부에 상처만 날 뿐 도움이 되지 않았다.

이 환자에게 통증 크리닉에서의 치료나 정신과의 신경안정제 및 정신치료도 도움이 되지 않았다. 대학병원에서 흉부외과, 정형외과, 호흡기 내과, 신경과, 정신과를 다녔으나 하나같이 관찰해보자는 것이 이들 세부 진료과들의 결론이고 심지어는 환자로 인정을 할 수 없다는 이해할 수 없는 판단, 결론도 있었다. 환자는 낫지도 않고 정확한 진단도 받지 못함으로써 태도가 거칠어 갔고 공격적인 경향을 보였다.

이 환자는 어느 날 심장에 이상이 있어 가슴이 아픈 것이 아닌가 하고 누구의 이야기를 듣고는 심장에 이상이 있으리라고는 생각해 본적이 없었다고 하고는 큰 발견이라도 한 듯이 서둘렀다. 그리고 시행하게 된 여러 검사를 통해 심장은 괜찮다고 관찰되었노라고 안심시키면 다음에는 누군가에게 또 들었는지 암이 있어 아픈 것이 아닌가 하고 걱정하였다. CT 검사를 통해 암이 아닌 것도 확인되었다.

이 환자를 진료한 어떤 의사도 정확한 진단을 내려 주지 않았고, 환자도 한두 번 진료를 받고는 그 이상 가려고 하지 않았다. 어떤 증상이 있어 환자가 내원을 하면 초진을 한 의사는 여러 인접 임상과에 자문을 구해서라도 그 증상을 해소하기 위해서는 환자를 계속 오도록 해서 결말을 지워야 한다. 환자는 증상이 있는 한 증상이 해결될 때까지 담당 의사를 찾아가야 한다. 그런데 양측 다 그렇지를 못하고 의사는 환자가 오지 않기를 바라는 마음에서 본인의 세부 진료과 영역의 각도에서 자신 영역의 환자가 아니다함을 증명하는 데 여념이 없다. 검사 결과가 괜찮으므로 다른 과로 가보는 것이 좋겠다고 한다.

환자는 기본적인 불신을 갖고 있는데다 한번 진료에 확실한 성과가 없으면 다음 번 방문에 대한 의지가 없어진다. 따라서 환자는 연속적인 진료 쇼핑을 하게 된다. 이러한 경우의 환자가 이 환자에 국한된 경우이겠는가? 그리고 얼마나 많은 쇼핑객 같은 환자가 이 나라를 방황하고 있겠으며, 이로 인한 사회경제적 비용은 얼마나 크겠는가? 이 환자는 어느 진료과 환자이며 치료는 불가능할 것인가 ?

현실적 한계에 대한 성찰

환자가 증상을 보이거나 이야기 하면 그 증상에 따라 기계적인 검사를 시행할 것인지 대기할 것인지 결정해야 한다. 이야기하지 않은 증상은 검시로 발견되는 부분이 있지만 검사를 시행치 않은 경우는 발견될 수가 없다고 하는 통념을 가지고 있다. 그리고 그 증상의 원인을 한 가지에 귀착하지 않을수록 유능한 의사이므로 유능한 의사일수록 원인에 대한 검사의 종류가 많고, 이러한 태도가 또한 원인 규명 가능성이 커지기도 한다.

한 가지 검사만 하거나 검사도 하지 않고 원인은 무엇이라고 독단한다면 이것은 더 위험한 접근 태도이다. 그래서 현대의학은 의사 개인의 진료 능력에 있어 직관, 통찰력보다는 분석과 종합력에 근거한 결론을 올바른 태도라고 가르쳐 왔다. 그러므로 근거와 통계에 의존하는 진료의 구조는 의사의 개인적인 능력은 도외시하고 분석과 연관성을 얼마나 잘 설정하는가에 초점을 두고 있다. 그래서 의사 개인의 능력은 어떤 시설과 어떤 주변 인력으로 무장된 어떤 의료기관에 근무하고 있거나 근무했었는가로 평가하게 되고 얼마나 많은 수술을 했느냐, 얼마나 내시경 건수를 올렸느냐로 평가하지 진료의 내부적 질은 평가할 길이 없는 듯하다. 그러하니 현대 의사들은 전문 진료라는 명분 하에 판에 박은 진료 패턴으로 환자들을 다루고 이 범주에서 이탈된 환자는 의사가 전문 영역이 다르다고 밀어내니 환자 본인이 알아서 치료를 위한 방황의 길을 떠날 수밖에 없다.

그렇다면 의사 개인의 능력은 판에 박은 듯한 성실과 경우의 수를 나열하는 능력과 교범을 외우듯 수칙을 준수하는 훈련 및 공부와 의료 첨단의 장비 이용 능력으로 과연 끝나야 하겠느냐 하는 것이다. 이것으로 끝나지 않아야 하는데 현대 의학에 종사하는 의사들은 훈련이 쌓일수록 보는 시야를 타의 반, 자의 반으로 좁혀나간다. 대상 시야 범위를 좁히지 않으면 너무나도 예외가 많은 것을 경험하게 되고 같은 증상이라도 그 이유가 매우 다를 수 있어서 많은 환자를 다루어야 할 경우 조심스럽기 짝이 없다.

이에 의사들은 이미 그 한계를 알고 있기 때문이 아닌가? 그래서 더 전문 진료라는 미명하에 심장, 신장, 소화기, 폐장, 내분비, 뇌장, 류마치스, 종양 등이라고 하면서 내과 내에서도 여러 분과로 나누어 세분화하여 담당의 영역을 좁힌다. 외과도 이러한 면에서는 내과와 크게 다르지 않다. 간 담도 전문 외과의, 위장 전문 외과의, 대장 전문 외과의 등등으로 구분하여 그 영역을 더욱 좁아지게 하여 진료를 편하게 하려는 시도를 시작한 지는 이미 오래되었다.

최근에는 심장이란 장기에 대해 심장내과와 심장(흉부)외과가 있는 것은 물론이고 심장내과 안에서는 또 부정맥, 심장중재술 등으로 나누고 전문이라고 표방하고 그에 관한 일만 하려고 한다. 흉부외과는 심장과 폐장 및 혈관으로 나누어 전문을 더 세부화한다. 신장도 비뇨기과, 신장내과로 나누지만 신장 안에서는 혈액투석, 복막투석, 신장이식 등으로 더 세분하고, 비뇨기과는 비뇨기과대로 신장암 전공, 방광 전공이나 혈뇨, 결석 전공을 표방하여 환자는 병을 치료하기 전에 어느 진료과로 가야 되는 지부터가 어렵게 느껴질 정도가 되었다.

진료과의 구분이 애매한 경우 어떤 의사이든 맡고 싶지 않은 환자는 맡아서 책임 진료를 해 주는 의사가 없는 경우가 되겠고, 그 반대로 환자가 교양 있는 VIP인 경우는 진료과들 사이에 서로 맡을려고 당기는 환자가 될 수도 있겠다. 서로 밀어내는 환자가 되어 진료과간 책임 전가의 결과로 상태가 악화되거나 목숨을 잃었다던가 하는 비극을 현장에서 보는 것도 드물지 않다. 이러한 현상은 현대의학의 진료 제도가 만들어 놓은 역기능으로 전체보다는 부분을, 종합보다는 분석을 내세운 결과이다.

첨단 장비나 세부 전문 진료를 내세움으로써 의사 개인의 역량은 어느새 그 비중이 작아져 있고, 의사는 자신의 부족한 역량을 감추기 위해 더욱 더 많은 검사와 세부 전문 진료라는 표방의 그늘에 숨어야 했다. 환자는 한 몸이지만 증상은 하나가 아니라 여러 개의 문제를 갖고 있는 경우가 많다. 따라서 현대의 의료 체계는 세부 문제에 따라 환자가 세부 전공 진료 의사 한사람 한사람을 찾아가는 구조로 바뀌었다.

아마 당뇨병이 있는 환자가 나이가 많아지고 병력이 길어질수록 당뇨병 전문인 내분비내과 이외에 안과, 이비인후과, 신경과, 심장, 신장내과 등 적어도 3-4개 이상의 진료과를 다니는 것은 보통일 것이다. 외래 방문 일자가 다 다르면 그 환자는 아마도 그 병원에 거의 살다시피할 것이다. 사회, 경제적 비용의 총계는 천문학적일 것이다. 당뇨병이라는 병이 각 장기에 각 합병증이 나타남으로써 사실 하나의 뿌리를 갖고 있는 질환인데, 누구도 종합적 평가를 해 주지 않는다.

전문 의사는 고혈압으로 맡았으면 혈압 조절에만 신경을 써주고 배가 아프다면 소화기내과를 친절(?)하게 소개해준다. 누가 보더라도 법적으로나 도의적으로나 어디 나무랄 데가 없다. 오직 환자를 보내는 그 의사의 양심만이 알 일이지만, 그렇게라도 보내지 않으면 안 될 짧은 진료 시간 배당이라는 제도적 문제일 수도 있다. 그리고 정말로 소화기내과에 대해서는 전혀 모르는 고혈압 담당 내과의사의 무능일 수도 있겠고, 복통이 있는데 소화기내과라는 전문과에 의뢰하지 않았다는 비난에 대한 염려가 작용되었을 수도 있겠다.

그러나 막상 환자가 배가 아파서 소화기내과를 가면 소화기내과 의사는 평소에 하듯이 위내시경, 장내시경을 시행하여 소위 용종이라는 것을 잔뜩 찾아놓고 암의 위험성을 늘어놓으며 조직검사하고 또 재차하고 한다. 그리고 그 사이에 환자는 저절로 증세는 대개 낫기도 하고 하지만 설사 통증이 있더라도 내시경검사 소견이 다 괜찮으니 괜찮다는 결론과 함께 소화기내과 진료는 종결된다. 또는 증세가 있더라도 원인을 찾았다고 하여(용종 자체는 통증의 원인은 아니다) 아픈 것을 문제 삼지 않는다. 이 환자의 상복부 통증의 원인은 당뇨병의 합병증인 협심증으로 인한 것이었다.

원인으로 보아서는 복부 통증이 있다고 보낸 바로 고혈압, 심장내과에서 보아야 할 환자를 심장내과에서는 오히려 소화기내과로 보내어 위험할 수 있는 위, 장내시경을 시행케 하였다. 심장내과나 소화기내과는 연속적 일과로 매일하기만 하는 세부, 습관적인 진료의 결과가 만들어 낸 걸작(?)이다. 환자는 다행히 별일 없었으나 등골이 오싹한 경우라 아니할 수 없다. 그 누구도 환자를 전체적으로 책임지고 종합 판단하지 않은 결과이다.

또 다른 비슷한 예를 들어 종합적 판단에 의거한 진료가 얼마나 중요한지를 강조하겠는데, 하나의 신체적 증세이지만 그 원인이 여러 가지일 것이라는 것은 상식이다. 그런데, 여러 증상이 있어도 여러 세부 전문의를 환자가 똑똑하게도 찾아다녀야 하는 것도 어렵지만, 한 증상에 대해 한 세부 전문의를 찾아갔을 때 그 의사가 자기 과의 문제는 아니라고 하면서 진료의 흐름을 끊는다면, 환자는 다음에 어느 세부 진료과를 가야할 지를 스스로 알아내야 하고, 스스로 결정해야 할 경우가 많다.

한 환자가 소화불량감 및 복통으로 외래로 찾아와서 내시경검사 및 초음파검사 등을 담당했던 소화기내과에서는 여느 환자에게 하듯이 시행하였으나 아무런 특별 소견을 관찰할 수 없었다. 그럼 소화기내과에서는 이상이 없다고 안심을 시킨다. 환자는 아프든 아프지 않든 간에 검사 상 이상이 없다고 하니 일단 그 자리를 떠나지만 다시 아픈 증상을 느낀다. 그러나 그 환자는 그 의사에게 다시는 가고 싶지 않을 것이다. 그때부터 환자는 의사가 아닌 친척이나 이웃집 이야기를 듣고 이곳저곳에서 진료 쇼핑을 하는 떠돌이 신세가 된다. 원인이 밝혀지지 않았던 그 환자는 나중에 부갑상선기능항진으로 복통이 있었던 전형적인 내분비계 환자로 밝혀졌고, 이것도 우연히 시행한 정기 검사에서 칼슘치가 높게 관찰됨으로써 그 원인이 밝혀졌다.

한 가지 더 부종의 예를 들어 보자. 부종의 원인은 흔히 신장이 나빠서 그렇나고 하는 일반적인 상식이 있다. 피곤하다 하면 간이 나쁘다는 것과 비슷한 맥락으로 부종과 신장이 나쁘다는 것을 등식화시키고 부종은 신장이 나쁘면 생긴다는 사실을 큰 상식이나 있는 것처럼 부각시킨다. 아마 누군가가 매스컴 등에서 옛날부터 유행시켰을 것이다. 그래서 지극히 상식적이고 자기 영역 이외에는 아는 것이 없는 한 세부 전문의가 신장의 기능검사 및 요검사가 정상으로 나온 환자를 상식적인 수준에 따라 부종의 원인을 도저히 알 수 없으니 그리고 평소 다루어 보지도 않았으므로 부종의 원인으로 신장이 나쁠 수 있다고 하며 정중(?)하게 신장내과로 보내지만 사실은 당면한 문제 해결의 입장을 모면하려는 꼼수 이외에는 아무것도 아니다.

부종의 원인은 정말 다양하다. 그래서 환자와의 대화와 간단한 약물치료 등등을 통한 피드 백으로 그 원인이 결국 밝혀지게 되는데 그 원인 중 가장 많은 것은 여성인 경우 단연 신경성 스트레스이다. 그 원인을 다루는 데 있어 주의 깊은 접근에 치료자들이 훈련이 되어 있지 않아 서툴기도 하지만 저렴한 진료비에 한 환자에 투자할 시간과 노동력이 아깝기도 할 것이다. 박리다매의 붕어빵식 진료와 치료처치 신료로 좁은 대상 영역에서만 반복적으로 검사하고 투약하고 그리고 이익을 창출해야 하는 현실에 부응하기만도 바쁜데, 복잡 다양한 환자의 근본적인 증세를 살피고 다루어 나갈 시간이 없다는 것이다.

현재의 진료는 사실은 창의성은 없고 방어적이고 소극적인 반복 행위일지도 모른다. 진료 시간이 짧으므로 환자 개개인에 대한 특징적 상황에 대한 생각을 못하므로 창의식이지 못하고 소홀하므로 인한 오판에 대한 우려는 창의적 진료라는 우산 아래 값비싼 검사를 결정하는 편법이 시행된다. 정확한 맞춤의학이란 미명하에 양심적으로는 타당하지 않음을 알고 있으므로 도덕적으로 이탈되는 순간이다. 그리고 환자 전체를 진료의 대상으로 삼지 않고(시간도 많이 걸리고 어려우니까) 부분만을 대상으로 하여야 더 정확해진다는 허구의식을 내세우면서 해결해야 될 문제의 심연과 복잡성에서 회피하고자 하는 면이 나타난다.

환자의 전체를 다루어야 한다는 정신과조차도 정신만을 다룬다는 오류에 빠져 있다. 왜냐하면 정신과이기 때문이다라는 것이다. 그래서 기질적인 문제에 대해서는 아예 무관심하기를 희원한다. 그러나 동시에 무관심하고자 하는 만큼 항상 자신이 다루고 있는 정신과 환자에서 내부에 기질적인 질환이 숨어 있지 않을까 걱정하는 마음을 그만큼 가지고 있다. 이러한 갈등은 정신과 신체의 기질적인 것을 구분하여 정신과는 정신만을 다루어야 한다는 환상을 버리지 않기 때문이다.

정신과 육체가 완전히 분리되어 병이 따로따로 존재할 것인가? 완전한 정신병과 완전한 기질적인 신체의 병이 없을 것이고 기질적인 병일수록 정신적인 받침이 필요하고 정신병도 기질적인 원인이 생화학적이든 세포학적이든 그 근저가 있을 터인데 어떻게 두 영역이 애초에 따로 존재할 수 있겠는가? 그렇지만 정신과 의사는 어찌되었든 기질적인 것에 대해서는 눈을 감고자 한다. 그리고 정신분열증이나 우울증, 조울증과 같은 정신병만을 다루기를 원한다.

이 정신과에서 질병 원인에 있어 기질적인 인과 관계를 다루는 방대한 내과의 영역을 알고자하나 앞길에 대책이 없으니 이

내과라는 영역에서 벗어나고자 한다. 내과와 정신과의 영역 구분이라는 것을 환자 개인에 대해서는 할 수 없을 지도 모르는데 정신과에서는 정신과에서 볼 환자가 아니니 내과로 가라하고 내과에서는 정반대의 주장을 하니 환자는 어디에 속할 데가 없는 경우가 왕왕 있다. 정신과는 항상 기질적인 현상으로 나타나는 증상과 정신적인 증상의 경계부에 서서 두 영역을 감시하는 파수꾼의 역할에 소홀히 해서는 안 된다. 소홀하면 기질적인 것에서 점점 멀어지고 나아가 정신적인 것도 원만하게 치료할 수가 없다.

신체를 정신과 육체로 명확히 구분할 수 없듯이 신체의 한 증세조차도 그 근저가 신체적 이유냐 정신적 이유냐가 명확히 구분되기 어렵다. 단지 어느 시간 선상에서 과학의 이름으로 발명된 검사 도구들이 특별한 자료를 제시 못하고 원인이 모호하지만 환자에게는 계속 증세가 있을 시 정신적인 원인이 있다는 인상하에 증세에 따른 요법을 적용한다. 이때 소위 말하는 항정신성 약제를 투여하게 되고 이때 대상이 되는 환자를 일반적으로 정신과 환자라고 보고 있을 뿐이다.

거의 대부분의 많은 내과 환자들도 스트레스가 내과적 문제의 큰 이유로 자리잡고 있다. 스트레스는 신체의 면역계나 내분비계에 영향을 미쳐 점점 더 명백한 신체적 증세로 발전시켜 가는 것을 요사이는 누구나 인정하는 병인론이다. 이러한 스트레스도 정신적인 것이나. 현재 이 환자가 간염을 앓고 있나면 이 스트레스와 간염의 수치는 불가분의 관계를 가지지 않을 수 없다. 그렇다면 이 환자는 정신과, 내과를 구분하여 어떤 형태로 치료해야 하며 통상대로 이 간염 환자를 내과 환자로 구분한다는 것은 무슨 의미와 가치가 있는 것일까?

정신과는 간의 해부학이나 생리학이나 화학적 분석에 제외되어 있다고 스스로를 고립시키고 보지 않으려고 한다. 보지 않으려고 할수록 그러한 문제에 봉착될지도 모른다는 불안감은 커지기만 한다. 이것도 경험이 많은 정신과 의사의 경우이다. 미숙하면 예고된 벽에 부딪히기 전까지는 아예 관심도 갖지 않는다. 현대의 진료에는 이와 같이 태생적인 한계와 제한이 있다. 이러한 경향은 대형 병원의 유명한 의사일수록 더욱 뚜렷하게 나타난다. 많은 환자를 진료해서 병원 수익은 올려야 하겠고, 자신의 명예는 곧 환자의 수로 결정되므로 많은 환자의 확보는 결국 더 짧은 진료 시간, 더 비싼 검사, 더 좁은 진료 대상 영역 쪽으로 나아가게 된다.

갑상선을 보는 의사는 갑상선만 보고, 간을 보는 의사는 간장만 보고, 폐를 보는 의사는 폐만 보고 진료한다. 심지어는 폐 질환도 폐암과 결핵 등으로 더 세분화하여 안주하고자 한다. 이러한 경우 갑상선도 나쁘고 간도 나빠지고 폐도 나빠질 수 있는 사람이 면역 이상으로 병에 걸려 세부 진료를 각각하게 되면 엉뚱한 진단명을 다발적으로 갖게 될 수도 있다. 또한 진단도 늦어질 수 있을 뿐만 아니라 병원을 몇 군데나 다니게 되고, 심지어 약도 중복하여 복용하기도 한다. 이렇게 본질에의 접근에서 이탈된 진료는 본질적으로 제한성을 배태하고 있고, 이러한 면은 전문성이라는 미명하에 파생되는 모순적 현실로써 향후 우리에게 큰 숙제이며 아울러 이러한 실타래를 풀기 위한 깊은 성찰이 필요하다.

이러한 이야기는 전공의 세부화를 통한 정확한 진료라는 일반적인 믿음의 뒤에 현실적으로 깊이 뿌리 박고 있는 허상을 말하는 것이며, 세부 진료 뒤에 숨어 있는 의사들의 무능을 말하는 것으로 의사 스스로 만든 한계를 꼬집는 말이기도 하다. 사실 이러한 환경과 시스템에서는 환자의 내부를 깊숙이 들여다보는 심안의 진료는 거의 불가능하게 보인다.

환자가 가진 자연치유력

자, 이 정도하면 현대의학에 종사하는 필자가 그리고 가장 세부 진료를 하고 있다는 사람이 현재 의료의 한계를 운운하고, 보기에 따라서는 지나치게 비판적이라는 이유를 충분히 이해했으리라 믿는다. 그러나 이 한계가 여기에 그치지 않는다. 즉, 환자가 제대로 진료하는 세부 진료과를 찾아왔다고 가정하자. 제대로 왔다는 것은 세부 진료 의사이지만 환자의 상태를 분석석으로만 보지 않고 환자의 정서와 심리, 가족 관계 및 주위 환경까지도 고려하고, 의학적으로도 의학적 증세를 전체적인 안목을 갖고 환자를 보고 나아가 심안의 눈을 갖춘 훌륭한 의사를 만난 상황이라는 것이다.

그러나 이러한 경우에도 문제가 해결되지 않는 경우가 생기는데 이러한 경우는 신뢰할 만한 담당 의사가 의학적 판단과 능력의 한계에 부닥칠 때이다. 이때 환자는 자신의 병에 대해 절망할 수도 있겠고, 경우에 따라서는 인생의 여러 의미를 되새기며 홀로 외로운 투병 생활을 시작할 수도 있다. 이때 환자는 자기의 할 바를 깊이 생각해야 할 경우에 당면하게 된다. 즉, 자신이 갖고 있는 병마에 대한 대항력을 최대한 어떻게 끌어올릴 것인가 고민하게 되고, 완쾌에 대해 확신이 서지 않기 때문에 고심을 하게 된다. 의사는 많은 검사를 할 것이다. 이것저것 투약도 할 것이다. 많은 투약을 하고 많은 시술도 하지만 결국 환자 스스로의 자연치유력이 없으면 의사는 아무것도 할 수 없다는 것을 그 의사는 절감하게 된다.

대단한 수술을 했더라도 자연치유력이 부족한 환자를 만나면 의사는 환자가 완쾌될 때까지 노심초사로 밤을 지새우게 된다. 그 의사는 여러 환자를 만나고 환자는 다 다르지만 결국 그가 하는 치료는 몇 가지 되지 않는 것을 알게 된다. 자신이 할 수 있는 수술도 몇 가지가 되지 않는다. 그러나 환자는 어떻게 회복되는지는 모르는데 결과적으로는 좋아졌다. 결과적으로 말하자면 의사는 그 환자가 나아갈려는 힘을 방해하지 않는 것이 매우 중요하다. 의사의 경험이 일천할수록 자기 자신이 큰일이나 하여 치유에 큰 공헌을 한 것으로 믿는다. 그러나 그것도 잠시 매일 같은 수술을 하다보면 자신의 능력은 한계가 있음을 절감하며 어떤 환자는 같은 수술을 하였고 같은 치료를 하였는데도 사망한다. 그래서 스스로 나아가는 환자의 모습에 의사는 경이로운 눈으로 보게 된다. 치료에 대한 겸손한 태도와 치료 효과에 대한 감사한 마음은 지극한 치료를 하여 나으려는 힘을 돋워주는 것이다.

환자의 몸이 치유에로 나아갈려는 길을 또한 더디게 한다면 치료를 하지 않은 것만도 못하다고 앞서 이야기하였다. 그렇다면 이토록 자연치유력이 중요한데 그 영역을 신성시만 할 것인가? 환자가 자연 치유되는 능력을 불가사의한 영역으로 그냥 팔짱을 끼고 겸손하게 보기만 하면 되는 것인가? 환자가 노력하여 무궁무진한 자가 복원력, 자가 치유력 자체를 좀더 강하게 좀더 신속히 좋은 결과가 나타나게 하는 방법은 없을까? 그리고 이 자연치유력에 대한 경외심 회복이 세분화되어 환자의 전체를 보지 못한 채 장님 코끼리 다리 만지기식의 진료를 하여 진리에서 멀어질려는 현대의 왜곡된 진료를 바로잡는 길은 무엇일까? 그 해법은 자연치유력에 있다.

자연치유력의 극대화는 자연치유력의 본질을 파악하는 것부터 시작되어야 한다. 자연치유력을 증강시키는 방법에 관해 현재까지 알려진 것은 여러 가지가 있다. 그러나 대부분 대체의학의 범주에 머물러 있다. 따라서 제도권 밖의 의학이라고 하여 제도권 안에 있는 의사들은 관심이 적고 설사 관심이 있더라도 혼자서 하는 경우가 많아 이 대체의학은 정통적인 치료에서 큰 거리가 있는 것이 현실이다. 이 대체의학이라고 하는 이 자연치유력의 증강법이 과연 모두 허무맹랑하여 무시할 만한 것인가? 어떤 것을 연구 대상으로 삼아 받아들일 것인가? 받아들일 때는 어떤 기준과 심사를 할 것인가? 하는 것이 제도권 밖의 대체의학을 제도권 안으로 들여 오기 위한 과정에서 우리의 화두가 될 것이다. 현재 한의사를 비롯하여 인체 치료를 한다고 자부하는 많은 기공사, 침구사, 뜸치료사, 요가 수련자들이 이 치료 목적으로 이 순간에도 환자들을 치료하고 있다. 과연 그들이 말하는 치료 효과가 검증될 수 있는 것인가?

환자의 자연치유력은 기에너지이다

최근에 인체의 자연치유력에 관해 한 방송국에서 탐사적인 보도를 하였다. 그 보도는 인체의 치유력에 관한 과학적인 근거를 찾으려는 노력을 하여 우리나라 한방에서 시행하는 여러 가지 치료에 과학성을 부여하고자 하였다. 그 보도 내용에서 특기할 사항은 서울대학교 이과대학 물리학부에서 연구하고 있는 광자의학에 관한 사항과 이미 북한에서 발견된 것의 재발견이라고 하나 경락의 길이라고 소개된 봉한관의 실체에 관한 것이었다. 광자의학은 생물광자(biophoton)에 관한 것으로 독일 과학자

Wilchem Reich가 발견한 "오르곤 에너지(orgone energy)"와 같은 것으로 생각되며, 인도에서 말하는 "프라나(Prana)"라는 에너지와도 같은 것이며 한국, 중국, 일본에서 말하는 바로 "기" 에너지와도 같은 것이다. 그렇다면 자연치유력의 본질을 역사적으로 인류가 놓고 있었던 것이 아니고 항상 같이 호흡하며 더불어 살아온 것이다. 다만 현대에 와서 강한 힘을 가진 전기를 발명하고, 가솔린으로 움직이는 수많은 문명의 이기가 탄생하고, 미생물을 죽여 괄목할 만한 치료 효과를 신속히 나타내는 항생제가 발견되므로서 우주에 충만하지만 보이지 않은 자연적인 인체의 생명체의 힘을 잠시 간과하고 살아 온 것이다.

그렇다고 우리가 종교적인 신비주의 또는 최면을 걸어 치료하는 중세시대로 돌아가자는 말은 아니다. 중세시대에 치유했던 그 치유력의 본질을 파악하고 파악된 만큼 현대의 치료에 과감히 이식하자는 이야기이다. 필자는 인체의 자연치유력은 우리의 생명에너지인 생명핑자의 흐름이라는 것이고, 이 생명에너지는 중국, 한국과 일본에서는 "기"라는 말로 오랜 세월 고대로부터 선조들이 느껴왔던 그 힘이었으며, 인도에서도 호흡수련 등을 통해 얻어지는 "프라나"라는 힘 그것이 자연치유력이라는 전제하에 이 책의 내용을 전개해 나갈 것이다.

기란 무엇인가?

총론적 소개

기를 생물광자로 소개하는 글을 본적이 있다. 그리고 손과 발에서 광자가 나온다면 그것이야 말로 소위 말하는 "기"이겠거니 생각하였다. 그러나 혈액투석중인 오랜 만성병 환자의 대명사인 만성신부전 환자들을 대상으로 혈장을 채취하여 측정한 생물광자의 방출량은 뜻밖에도 정상인에 비해 3-4배 증가되어 있었다. 그래서 생명광자는 장기적으로 신체에 이상이 있고, 계속적으로 투석이라는 인공 치료를 하고 있는 환자의 인체내의 문제점을 교정하기 위해 또는 인체의 질환 상태를 알리는 세포와 세포 사이의 cross-talk의 결과 산물이 아닌가 하였다.

그리고 그 뒤 찾아본 문헌에는 요가나 명상을 한 사람에서 생물광자는 떨어져 측정되었다고 기술되어 있어 생명광자와 기는 어떤 연관성은 있겠으나 생명광자 자체가 기는 아니라고 할 수 있겠다.

그렇다면 기란 무엇이겠는가? 최근에 나오는 말로 기를 토션장이라고 한다. 이 토션장이란 세포의 핵 내의 양자나 전자가 가만히 있지 않고 돌고(spining)있는데 이 돌고 있는 양상이 모여 한 세포의 system을 형성하고 이 에너지-정보장은 개체를 형성하며 이는 우주와도 연결되어 있다는 설이다. 따라서 한 개체는 환경과 주고받는 coherence를 갖고 상호작용을 하고 있다는 것이고, 이 coherence를 원만하게 균형을 잡아주는 작업이 토션장에 의해 일어난다는 것이다.

토션장에서의 입자의 빠르기는 빛의 속도보다 더 빠르다고 알려져 있으며 일부분의 우주는 전 우주와 밀접한 관련성이 있으며 부분이 곧 전체이다 라는 것을 설명하는 개념이다. 이는 한 인간의 육체를 소우주라는 개념과도 상통하는 것이며, 이것은 곧 우주의 비국소성(non-locality)의 개념을 설명하는 개념으로 활용하고 있고, 현대 물리학에서 현재까지 설명하지 못하는 현상을 설명하는 양자역학의 근간으로 활용되고 있다.

기를 육체를 통해 흐르는 기와 육체 밖에서 독립적으로 존재하는 영적인 기로 나누고자 한다. 육체적인 기는 우리의 몸을 자율적으로 조절하는 차원에서 이루어지고 있는 기의 작용을 말하고, 영적인 기는 보이고 증명되지는 않지만 마음의 차원에서 이루어지고 있는 기의 작용을 뜻한다. 예를 들어 생각을 물질에너지로 전환시키는 염력이나 아픈 사람의 고통을 없애주겠다는 간절한 바람이나 생각, 나아가 무당이나 기도원에서 이루어지는 안수 등에 의해 병이 치유되는 것은 영적인 기가 에너지로 발현되는 것이라고 할 수 있다.

의학이란 입장에서 살펴보면 영적인 기는 종교적인 배경이나 무속적인 차원에서의 이야기이며 이에 대해 과학적인 근거를 들기에는 아직 현대 과학적 입장에서 모르는 것이 많아 시기상조인 듯하다. 따라서 육체적인 기에 집중적으로 의학적으로 관심을 가져야 할 대상으로 하겠는데, 육체적인 기란 무엇인가? 각 장기의 기능을 원활하게 그리고 안정된 상태로 있게 유지하는 즉 항상성을 유지하는 힘이라고 할 수 있겠다. 이 항상성의 힘은 균형을 유지하는 복원력을 의미하고 자연 치유력 또는 자가 치유력이라고 표현할 수 있다.

의사는 환자가 치료되는 과정을 지켜보면서 과연 의사는 얼마만큼 치료되고 있다는 사실을 확신할 수 있겠는가? 옆에 서서 회복되기를 소망하면서 회복 과정을 지켜보는 경우가 더 많지 않겠는가? 회복되기 전에 누군가가 이 환자가 꼭 회복될 것인가 하고 묻는다면 몇 번을 꼭 회복될 것이라고 확신하였던가? 의사가 할 일은 항생제를 줄 것인가? 투여하지 않고 지켜볼 것인가? 아프면 원인이 무엇인가? 그리고 진통제를 쓸 것인가? 쓴다면 무엇을 쓰고 얼마를 쓸 것이며 이떤 계획으로 이 승상을 이 눈제점을 대응해 나갈 것인가? 등등일 것이다. 즉, 이 모두는 대증(對症)적이다. 대증적 치료 중에 나아지고 있는 부분이 있다면 이것은 환자의 내부에서 일어나는 자연적인 회복력이 기본을 이루고 있다. 의사는 심지어 병이 회복하려고 하는 이 자연치유력을 잘 이용하여야 하므로 용의주도해야 한다. 심지어는 훼방꾼이 되어서는 안 될 것이다.

그래서 의학에서는 한마디로 자연 치유력이라고 말하고 노 타치 에리어(no touch area)로써 인정은 하고 있다. 그러나 실제로 특별히 이 치유력의 본질을 파악하지는 못하고 있다. 현실적으로 환자가 치유되어 가는 과정에 이 치유력에 의한 부분이 거의 90% 이상을 인정하지 않을 수 없을 것이라면 필자의 지나친 평가일까? 이 치유력의 본질 즉 기의 본질을 그래도 파헤치고 분석하고 자연의 이치에 맞추어 설명하고자 한 의학은 서양의학이 아니라 동양의학이었다. 그러나 요사이는 서양에서도 이 기에 관한 연구와 관심의 정도가 높고 체계화시키는 노력은 동양의 그것보다 오히려 앞서 있다.

인체에 작용하는 기의 본질에 대해 그리고 기가 인체에 어떠한 작용, 영향을 미치는가에 대해서는 동양이나 서양의 선진국에서 그동안 많은 연구가 있었는데, 그 연구 내용들을 이 지면에서 순서 없이 소개해 보고자 한다.

동양에서 주로 많이 인용되는 설을 먼저 정리 소개하면 기의 의념 작용에 대한 것이다. 사람의 타액(침)은 마음가짐에 따라 그 성분이 달라지기 때문에 사람을 미워하고 증오할 때와 사랑하는 마음을 가지고 있을 때는 그 성분이 다르다고 한다. 즉 미워하고 해결되지 않은 마음이 있어 잠도 못자고 있을 때에는 침이 쓰고 독해서 본인이 그 타액을 마시고 신체의 기능이 더 못해지는 것을 경험한다. 기공수련 면에서도 이러한 면은 마찬가지이어서 어떤 목적을 가지고 어떤 방법으로 수련을 하느냐에 따라 기의 성질이 달라지게 된다. 예를 들어 나의 건강을 지키기 위하여 그리고 가족과 이웃의 건강을 관리하고 회복시키기 위해 능력을 배양하고자 한다면 의공수련이 좋을 것이다. 이해 비해 무술기공이라는 것이 있는데 이 기공의 뿌리는 무술에서 출발한 것으로서 자신을 지키기 위해 상대편을 쓰러뜨리는 공격술이므로 이러한 기는 거칠고 파괴적이다. 그래서 이러한 기를 상대편에게 주면 상대는 기감을 느끼기는 수월하지만, 기를 받는 사람은 중압감을 느끼거나 서늘한 느낌을 갖게 되어 치료는커녕 오히려 부작용이 많이 나타난다.

기치료에 대한 경험이나 인식이 일반인들은 부족하므로 일단 기감을 강하게 느끼니까 치료도 잘 될 것이다라고 생각하겠지만 반대로 기의 치유 효과는 없을 경우가 많다. 이 말은 치유의 기는 온건하고 따뜻하며 부드러운 속성을 갖고 있다는 것이다. 따라서 기는 에너지의 종류나 세기와 같은 물리력에 의해 결정되는 것이 아니라 동정, 인의, 선함과 진리에 입각한 자유로운 마음과 조합되어 그 기력(氣力)이 올바르게 작동된다. 그래서 올바른 선의의 마음 에너지를 근저로 하고 있지 않은 기는 본질적으로 허구이고 위험하기까지 하다. 결국은 본인의 건강도 해치게 된다.

이러한 기가 올바른 작동을 해도 작용을 제대로 하는 데는 그

길이 있다. 즉 기의 흐름이 있는데 이 흐름의 길과 작용점을 모두 일컬어 경락이라고 한다. 중국에서도 경락이나 기의 본질에 대하여 관심을 갖고 과학적으로 연구한 지는 그렇게 오랜 세월이 경과되지는 않은 것으로 보인다. 1979년 이후 본질적인 규명을 위한 연구가 있었고 따라서 수천 편의 논문이 출간되었는데 그 연구 내용을 살펴보면 경락이 무엇인가에 관한 몇 가지 설이 있다. 그 가운데 대표적인 것이 신경과 연관을 지운 이론이다.

경락의 흐름과 신경의 흐름이 유사하다는 시각은 누구나 부정할 수 없는 이론이다. 경락의 길이 신경과 항상 일치하는 것은 아니지만 신경생리학적 시각에서 경락을 연구한 결과를 보면 체내에서의 경락의 기능과 흐름의 길은 신경계통과 매우 유사하여 경락은 신경의 일부분을 형성하는 어떤 것이라는 것이다. 그러나 경락의 무엇이 신경의 무엇이라는 식으로 분명하게 그 이론을 체계 있게 정립한 설명은 없다. 여기에는 말초로 내려가는 신경과 관계가 있을 수 있다는 설명, 중간에 있는 신경분절과 상관하여 설명하는 이론, 신경분절이나 말초신경이 아니라 중추신경에 있다는 설명 등 다양하여 한 가지 결론에 이를 수가 없다.

두 번째로 크리스탈화된 세포외액 통로선이 있다는 설 이다. 이 세포외액은 신경에 영향을 주는 내분비적인 신경전달물질 및 호르몬, 림프계, 혈액, 소화액 등과 밀접한 관계가 있다는 것이다. 침을 놓으면 뇌하수체, 시상하부, 교감신경, 부교감신경(미주신경)에 영향을 주고 세포성 면역, 체액성 면역, 부신피질의 기능,

취장의 기능 등에도 현저한 영향을 준다. 침을 놓을 시의 진통 현상은 중추에서 조절하기 위해 분비되는 신경전달물질의 분비 및 제어와 밀접한 관계가 있다고 주장되고 있다. 따라서 많은 연구가들은 침을 놓는 자리나 중추기관에서 분비되는 체액-신경의 종합적인 조절 작용이 경락의 기능이라고 주장한다.

세 번째는 관찰하고 인지되는 기혈액(氣血液)의 운행통로라는 가설이다. 이는 경락의 본질이 유기체가 감지할 수 있는 氣·血·液의 운행통로라고 보았다. 血, 液은 혈관이나 림프관 및 세포 사이 간질의 통로로 운행한다는 것은 상식으로 알려져 있는 분명한 사실이다. 중요한 것은 氣의 통로인데, 이것은 인체내 주요 장기와 피부를 연결하는 도관형 통로로써, 실체성(實體性)이 있는 혈관이나 림프관의 형태와는 다르다고 하였다. 최근 우리나라에서도 이에 대한 연구가 활발하여 서울대학교 물리학교실에서 인접 학문인 의학과 한의학과들과 협조하여 기의 통로에 대한 학설을 인정할 만한 성과를 이루었고 실제적인 발견도 하였다.

이는 봉한관이라는 것이다. 이 봉한관은 1960년대에 이미 북한의 김봉한이란 의학자가 발견하였다. 당시 봉한관은 중국에서 큰 관심을 보였고 김봉한은 중국에 가서 봉한관에 대해 많은 발표를 하였다. 그러나 외부 세계와의 개방을 두려워하는 북한 정부는 발견된 사실이 세계화되는 것을 마땅치 않게 생각하였고 이에 따라 김봉한은 뜻을 더 이상 펴지 못하였다. 그는 말년에 함경도의 말단 탄광으로 좌천되었다가 그곳에서 일생을 마쳤다는 말도 있다.

이렇게 이미 발견된 봉한관은 세상의 관심에서 멀어지게 되었는데, 최근에 와서 이 불행한 북한학자 김봉한 박사의 뒤를 이어 이 봉한관의 기능에 대해 많은 연구가 이루어지고 있는 셈이다. 이 봉한관에 대해서는 일본, 중국에서도 많은 관심을 갖고 연구 중에 있다. 서양 각국에서도 그동안 정확한 실체를 모르고 생물학자들에 의해 산발적으로 보고했던 구조가 있어 왔는데, 그 실체가 현재 밝혀지고 있는 이 봉한관과 일치되는 것이었다는 사실도 서서히 인정을 받아가고 있는 중이다.

네 번째로 소개할 이론은 기설(氣說)이다. 이는 氣 또는 氣의 기능이 경락의 본질이라고 보았다. 생명의 진원지인 氣의 운행이 바로 경락의 기능 활동이고, 氣의 운행으로 경락이 형성된다는 것이다. 또한 경락의 본질을 추상적인 이론이 되겠으나 인체에 흐르는 기 자체, 바로 氣의 흐름을 지칭하는 것으로 보았다.

마지막으로 소개할 이론은 필자가 보기에도 가장 과학성과 현실성이 있고 서양에서도 인정을 많이 받고 있는 전자기파설이다. 장병무와 같은 사람은 장(field)과 파동(wave)의 시각에서 경락의 본질을 연구해야 한다고 주장하였다. 이러한 시각은 광자의학적(光子醫學的)측면에서 인체를 보는 것이다. 즉, 인체는 세포로 이루어져 있고 이 세포는 조직을 이루고 이는 하나의 장기를 형성하며, 이 장기들의 건장한 기능을 바탕으로 한 생명체의 기능이 존재한다. 세포를 형성하는 미소한 물질의 근원은 원자핵과 전자로 이루어져 있고 핵을 중심으로 전자가 돌고 있음(spining)으로써 하나의 장(field)이 형성된다. 이로써 세포장, 조직장, 장기장, 색체장이 차례로 형성된다. 이러한 관점에서 인체는 에너지장의 결합체이기도 하고 파동의 복합체이기도 하다. 장병무는 인체 내부내 경락의 흐름을 빛(전자기파)이라고 보았으며, 전자기파를 보내고 유통하는 도관(道波管)을 경락에 비유하고 파(波)가 모여 전체적인 장(field)을 만드는 장소를 장기(臟器)에 비유하면서 경락이 깔린 인체를 무선전파 화학반응이 일어나고 있는, 높은 대사율을 갖고 있는 시스템이라고 보았다. 경락을 생물 화학적으로 성질이 같은 체액이나 세포 물질이 모여 연결되는 길로 보았고 이러한 경락에서 일어나는 현상은 전자기파의 전도라고 보았다. 그리고 침을 놓고 일어나는 그 치유력의 메카니즘은 바로 경락-전자기파의 균형을 조절하고 그 강도를 변화시킴으로써 세포의 기능 활동을 조절하는 것이라고 보았다.

최근에 기치유사가 환자를 치유하는 중 치유기가 기치유사로부터 환자에게 흘러들어가는 형상을 사진으로 찍었다. 기를 영상으로 담아내는 기술을 특허 출원중인 미국의 사진작가도 있는데 이런 전자파의 파동이 사진기에서 발산되는 전자파가 인체에서 나오는 파동과 충돌함으로써 에너지의 변화가 초래되는데 이 변화된 양상이 있기에 사진을 찍을 수 있다고 한다.

각론적 접근*

에너지장으로써의 기

동양에서 기라고 하는 것을 서양의 물리학자나 의학자들이 역사적으로 어떻게 다루고 이해하여 왔는지를 좀더 구체적으로 살펴보고자 한다. 동양의 기에너지를 가장 근접적이고, 과학적으로 설명하고 있는 분야는 한마디로 광자의학, 양자의학의 영역으로 생각된다. 양자의학에서 정보 에너지 의학이란 인체를 구성하는 분자, 세포, 조직, 장기의 보이지 않는 부분, 즉 원자 이하의 소립자, 에너지, 파동 및 초양자장 등을 다루는 의학으로써 심층적으로는 미세 파동을 다루는 의학이다.

정보 에너지 의학에서는 인체를 구성하는 분자는 정보 에너지장을 가지고 있다고 생각하는 많은 실증적 예를 각 과학자 나름대로 자신이 연구한 관점에서 제시하고 있다. 프랑스의 물리학자 앙리 베나르는 얇은 층의 액체를 가열하면 액체 전체에 걸쳐 동일한 온도를 갖게 할 수 있는데 이때 특별한 질서를 갖는 구조, 즉 육각형 모양의 기본 구조를 만들 수 있게 한다고 하였다. 정보 에너지 의학에서는 이와 같이 수백만 개의 분자들이 일관된 움

* 각론적 접근에서 인용된 많은 학자들의 주장은 충남대학병원 산부인과 강길전 교수님의 자료집에서 참고, 발췌하였다.

직임에 의하여 고도의 질서가 나타나는 것은 분자들이 정보 에너지장을 가지고 있기 때문이다.

독일의 물리화학 연구소장인 아이겐은 효소가 모이고 모여서 그 숫자가 임계치에 도달하면 효소 집단은 스스로 효소를 합성할 수 있는 자율적 에너지가 생긴다고 하였다. 이와 같이 효소의 배후에서 효소를 조직하는 힘을 그는 초사이클이라고 불렀는데 정보 에너지 의학에서는 이 초사이클은 효소가 갖고 있는 정보 에너지장이라고 한다. 벨기에의 물리화학자인 프리고진은 분자는 분자 스스로가 뒤에서 조절하는 힘, 즉 자기 형성력이 있다고 하였고 이를 수학적으로 설명하여 노벨상을 받았다. 그는 불안정한 비평형 상태에서 미시적인 요동의 효과로 거시적인 안정적 구조가 생겨난다고 하였다. 자연에 가장 핵심적인 메카니즘은 요동이라고 주장하면서 생명은 무생명의 요동이고, 파충류는 어류의 요동이고, 조류는 파충류의 요동이며, 인간은 포유류의 요동이라고 하였다. 프리고진은 분자가 갖고 있는 자기 형성을 할 수밖에 없는 안정 구조, 밀집 구조를 산일(소산) 구조(dissipative structure)라고 하였으며, 이것을 해석하는 데 필요한 수학 이론을 카오스(chaos)라고 하였다. 자기 형성력이란 분자가 가지고 있는 정보 에너지장에 의해 결정되는 힘을 말한다.

독일의 유명한 생물물리학자 포프(F. A. Popp)는 DNA를 연구하는 과정에서 DNA로부터 생물광자(biophoton)가 나온다는 사실을 발견하였다. 포프가 발견한 이 생물광자(biophoton)는 DNA가 가지고 있는 정보 에너지장이라고 생각된다. 포프에 따르면

DNA가 어떤 파동을 송신하기도 하고 수신하기도 한다고 한다. 이 파동은 세포간의 통신, 생명체 전체를 주관하는 어떤 신호를 형성할 것이다. 백혈구가 침입한 바이러스나 세균을 식균하여 파괴하는 것도 이와 같은 생체 신호의 결과라고 하였다. 러시아의 포포닌 박사는 DNA분자 표본을 온도가 조절 가능한 공간에 두고 레이저광선을 조사하였다. 그때 DNA에 의한 전자기장이 형성되었다. 이렇게 레이저로 DNA분자를 비추는 회절 패턴을 연구하던 중 DNA에 비추어 생긴 DNA의 회절상이 여러 주일 동안 사라지지 않고 남는다는 사실을 알고 이것을 DNA의 환영 현상이라고 하였는데 정보 에너지 의학에서는 이와 같이 DNA의 환영(유령) 현상이 생기는 것은 DNA의 정보 에너지장의 존재성을 의미하는 것으로 보고 있다.

진화생물학자 카프만은 유전자의 게놈(genome)에 대해 DNA 자체(입자)가 아닌 여기에서 파생되는 이차적인 이중 연결망(二陣 連結網, 네트워크) 즉, DNA의 파동을 만드는 데 성공하였다. 정보 에너지 의학에서는 이와 같이 게놈의 이중 네트워크(연결망)이 가능한 것은 게놈에 파동으로써의 정보에너지장이 존재하기 때문이라고 한다. 이에 대한 반증 같은 것이기도 하지만 우리 인체의 gene의 수는 약 2만5천 개로 초파리의 그것에 비해 그 수가 더 압도적으로 많을 줄 알았는데 그렇지 않다. 그 이유는 gene의 수로써 사람의 인체가 제어되는 것이 아니고 약 2만5천 개의 gene과 gene의 상관관계에서 만들어지는 수많은 경우의 crosstalk가 사람의 경우 초파리보다 더 압도적으로 많다는 이야기이다. 이러한 crosstalk는 유전자간 조절 기능의 큰 균형장으로 이러한 균형장은 유전자간의 상관관계에서 창출된 정보 에너지장이다.

미국의 수잔 알렉산더는 생물학자 데이빗 W. 디머의 도움을 받아 1988년 DNA가 가지고 있는 주파수를 파동으로 해석한 다음 이를 음악으로 재현할 수 있다고 하였는데, 데이빗 W. 디머 박사는 이보다 앞서 DNA의 이중나선구조에 있는 염기들이 연결된 상태를 보고 'DNA 조곡' 이라는 음악을 만들었다. 정보에너지 의학에서는 DNA의 정보란 DNA가 가지고 있는 고유의 정보 에너지장이라고 한다. 제나 및 둔 등도 인간 게놈의 정보를 해석함으로써 음악으로 표시할 수 있고 또한 CD에 저장할 수 있다고 하였다.

미국의 샌디에이고에서 내분비내과 의사이면서, 세계적으로 유명한 심신의학, 대체의학의 주창자인 초프라는 유전학자들은 DNA라는 분사 자체에 정보가 들어 있다고 주장하나 그것은 양자 물리학이 없었던 시절에 막연하게 그렇게 생각했었던 것에 불과하며 지금도 그렇게 생각하는 것은 큰 잘못이라고 하였다. 왜냐하면 DNA도 양자 물리학적으로 말하면 입자와 파동의 이중구조로 되어 있기 때문에 정보는 DNA의 입자에 들어 있는 것이 아니라 DNA의 정보장에 들어 있기 때문이라고 하였다. 그래서 신체는 고형 물체가 아니라 에너지와 정보의 네트워크로 봄으로써 인간의 삶과 건강에 새로운 패러다임을 제시하였다. 이 새로운 패러다임이란 아유르베다 의학으로 총정리하면서 초프라는 생명은 몸과 마음의 불가분적 합체라고 하였다. 나아가 본질적으로 신체는 고형 물질로 이루어진 것이 아니라 에너지와 정보로 이루어져 있고 신체를 이루는 에너지와 정보는 우주의 무한한 에너지와 정보장의 일부분이라는 것이다.

이와 같이 정보 에너지장을 다루는 학문을 양자의학이라고 한다. 이 양자의학은 육체뿐만 아니라 환자를 통합적 관점에서 보는 통합적 의학으로 육체, 정보 에너지장, 그리고 마음 등 3가지를 따로따로 생각하지 않고 이 세 가지를 종합적으로 다루는 전인적(全人的) 의학이다. 즉, 육체의 숨겨진 구조를 다루는 "정보 에너지 의학"과 보이는 육체를 다루는 "생의학(biomedicine)"과 마음을 다루는 "심성의학(mind medicine)"을 다루는 4차원적 의학이다.

양자의학은 홀로그램 모델이다. 양자의학은 전체 속에 부분이 들어 있고, 또한 부분 속에 전체가 들어 있다는 홀로그램 모델을 이용한다. 환자 중심의 의학이다. 양자의학은 질병을 진단할 때 인간과 환경과의 관계를 중요시하고 또한 환자를 치료할 때 환자가 갖고 있는 고유의 자연 치유력을 중요시하기 때문에 의학의 중심에 환자가 있다고 생각한다. 양자의학은 마음의 존재를 인정하며 사람을 기계처럼 생각하지 않는 유기체적 의학이다. 뿐만 아니라 마음은 건강의 유지, 질병의 원인 및 질병의 치료에 매우 중요하게 작용한다고 생각한다. 그래서 마음을 중시하는 유기체 의학이다.

정보 에너지장

물에 찍힌 정보

정보 에너지 의학에서 정보 에너지장은 생명체의 체액에 보관되어 유통되고 있다고 생각한다. 1988년 프랑스 파리대학교의 벵베니스트(J. Benveniste)는 이태리, 이스라엘, 캐나다 등 4개국과 공동 연구를 통하여 물이 정보를 기억한다는 사실을 발표하였다. 이들이 발표한 내용을 보면, 수백 배의 물에 항체를 희석시킨 경우 이미 항체는 물에 존재하지 않는 정도까지 간 경우에도 이 물에 백혈구를 접촉시킨 결과, 백혈구는 항체가 존재할 때와 같은 항원 항체 반응을 보였다고 하였다. 정보 에너지 의학에서는 이와 같이 물에는 이미 항체 분자가 없는데도 불구하고 백혈구가 항체가 있는 것처럼 반응하는 것은 물이 항체를 기억하기 때문이며 물이 항체를 기억한다는 것은 물이 정보 에너지장을 가지고 있기 때문이라고 한다.

로렌센 박사는 물과 파동을 연구하여 공명자장수라는 것을 만들었다. 이 파동수는 특정의 공명자장을 지니고 있는 것으로, 이 파동수를 섭취하면 흐트러진 인체의 파동이 안정된다는 것이다. 이 파동수는 대상 개체의 흐트러진 파동을 파동기기로 측정하여, 순정한 물에 수정한 파동을 기억시켜 만든다.

1994년 일본의 江本勝은 물을 결빙시킨 다음, 물의 결정 사진을 찍어 물에 어떤 정보 에너지가 가해졌을 때 여러 가지의 형태로 변화되어 나타난다고 보고하면서 물이 기억하는 능력이 있다고 하여 그의 저술은 일약 베스터 셀러가 되었다. 즉, 시험관에 물을 넣고 시험관 벽에 사랑이나 좋아한다는 단어를 써 붙인 다음 이 물을 결빙시키고 물의 결정 사진을 찍으면 물의 결정 모양이 예쁜 육각형의 모양을 하는데 비해, 시험관 벽에 바보나 욕을 적어 이 물을 결빙시키고 물의 결정 사진을 찍으면 물의 결정 모양은 찌그러지고 무정형의 모양을 나타낸다고 하였다. 전무식 박사는 물은 기억하는 성질이 있으며 좋은 물일수록 물의 결정 구조는 육각에 가깝고 물분자간의 거리가 가까워져서 치밀한 물이 된다. 정보 에너지 의학에서는 이와 같이 물이 기억하는 것은 물이 정보 에너지장을 가지고 있기 때문이라고 한다.

연세대학의 김현원 교수가 소개하는 마인큐라는 물도 정보가 담긴 파동수이다. 그는 저서 "생명의 물 우리몸을 살린다"에서 자연의 에너지와 인체에 이로운 정보를 담은 물을 마셔야 한다고 주장하고 여러 효험 사례를 설명하였다.

일본에서 행한 실험에 의하면 물에 쌍둥이 정보를 주입한 다음 이 물에 오이를 재배하면 오이의 수확을 두 배로 늘릴 수 있고, 물에 하루를 이틀로 기억시킨 다음 이 물에 호박을 재배하면 호박은 2배로 빨리 자라게 할 수 있다고 하였고 이러한 재배법으로 성공한 사례가 세계적으로 보고되고 있다. 미국의 생물학자 라인은 물에 임파구의 성장을 촉진하는 정보를 주입한 다음 이 물에 임파구를 배양하면 임파구의 성장률을 증가시킬 수 있었고, 반대로 임파구의 성장을 억제하는 정보를 주입하면 임파구의 성장을 유의한 수준으로 억제시킬 수 있다고 하였다.

영국의 스미스 박사는 알레르기 환자의 알러젠이 거의 남아 있지 않을 정도로 희석시킨 맹물이 알레르기 반응을 유발한다는 것을 관찰하였다. 이후 스미스 박사는 맹물로부터 나오는 파동을 차폐시킨다는 생각으로 알루미늄판을 설치하였는데 놀랍게도 알레르기 반응이 사라졌다. 이로써 알러젠이라는 것도 물분자에 녹아있었던, 기억된 파동이라는 것을 말해준다.

에너지장 정보의 변조

프랑스의 벵베니스테(J. Benveniste)는 약물이나 화학물질로부터 정보를 채취하여 이를 증폭시키고, 증폭시킨 약물이나 화학물질의 정보의 내용을 소리 정보로 바꾸어 컴퓨터 디스크(CD)에 저장한 다음, 몇 개월이 지나서 배양 중인 신경세포에 CD에 저장된 정보를 20 헤르쯔 내지 2 만 헤르쯔의 소리로 들려줌으로써 그 분자를 배양 중인 세포에 직접 투여하는 것과 동일한 생리적 효과가 나타났다고 하였다. 생체는 단백질과 물로 된 공명자장의 복합체이다. 단백질은 진동하고 있는데 진동하지 않으면 대사 활동이 일어나지 않는다. 파동이 실린 물이 들어오면 단백질 구조는 순간적으로 변화시키는 에너지파로써의 역할을 한다. 단백질은 1초간에 수백만회나 되는 빠른 속도로 진동하고 있으며, 진동 상태는 곧 활동 상태를 의미한다. 이러한 과정은 생체는 파동적 변화에 의한 에너지에 영향을 받는다는 것이다. 그리고 이러한 파동과 에너지가 있기 때문에 정보의 변화가 가능하다.

면역학자 마투라나는 세포가 갖고 있는 정보를 수학적으로 해석한 다음, 이를 전산화시킴으로써 공장을 자동화시키는 것과 같이 세포 자동자(cellular automaton)를 만들었다. 살아 있는 세포는 거대한 기계 공장과 같다. 뉴클레오티드, 아미노산과 같은 기본 부품들이 기계적으로 작동되어 움직이는 일종의 기계 장치이기 때문이다. DNA와 RNA는 A, T, C, G, U 등의 염기를 부품으로 하여 여러 법칙으로 역동적으로 형성된다. 이러한 관점에서 세포의 환경을 세포 자동자로 모델링하여 바이러스 공격이 있거나 화학적 자극이 있을 때 세포의 대응에 대한 인공 세포 실험도 이루어진다. 이외에도 세포에서 발견되는 질서 체계를 수치화하고 전산화시키고, 이를 컴퓨터에서 모의 실험으로 재현하는 데 성공한 사람으로는 영국 생리학자 호(Ho)를 비롯하여 카프만 등이 있다.

빛과 에너지장

독일의 생물물리학자 포프(F. A. Popp)는 빛이야말로 생명의 원천이라고 하였다. 식물, 동물 그리고 사람의 세포들은 빛을 받고 살고 있으며 빛이 없으면 살 수 없다. 각각의 세포들은 빛을 저장하지 않으면 안 되며 또한 살아 있는 세포는 저장된 빛을 주기적으로 세포 밖으로 방사한다고 주장하였다. 이때 세포에 저장된 빛은 세포의 정보를 형성하면서 세포의 총체적인 에너지 및 정보를 총괄한다고 하였다. 이 빛은 바이오포톤(생물광자, biophoton)이라고 하며, 세포의 DNA와 미토콘드리아에서 방사된다. 세포마다 방사하는 파장이 달라 장기마다 전체적으로 형성되는 색깔도 다르다고 하였다. 이 바이오포톤에 대한 언급은 구소련 학자들이 처음 언급하였다.

분자 생물학이 밝힌 바에 의하면 세포는 유전자에 손상이 생기면 유전자를 수리하기도 하고 이때 많은 빛의 방사가 일어난다. 유전자의 손상이 너무 심해 수리하기가 곤란하면 다른 세포에 피해를 주지 않기 위해 세포는 스스로 목숨을 끊어 스스로 사라지기도 한다. 정보 에너지 의학에서는 이와 같이 세포가 스스로 유전자를 수리하기도 하고 스스로 목숨을 끊는 것(아포프토시스 현상)은 세포가 정보 에너지장을 갖고 있어 스스로 조절하는 동일상을 갖고 있기 때문이다. 이러한 현상은 노화의 과정에서 명료하게 관찰할 수 있다. 유전자 수리가 되지 않은 노화된 세포는 다포프로시스가 일어나지 않아 암세포로 진행될 수 있다. 통일장의 감시를 받지 않는 신체 장기에서는 암의 발생이 쉽다. 즉, 노화와 더불어 암의 발생이 증가되는 것은 노인이 될수록 통일장의 힘이 약화되기 때문이다. 노화 진행과 관련된 활성 산소에 노출되거나 만성신부전과 같은 만성질환자의 혈 중에서 biophoton의 세기가 더 강하게 정상인에 비해 측정되는 것으로 보아 이러한 빛 그 자체가 통일장을 이루는 것은 아니다. 생물광자는 세포의 DNA에서 발산되어 나오고 가시광선 파장 내에서 진행되고 외부의 세포와의 연결망은 적외선의 파장대에서 이루어진다는 사실도 밝혀지고 있다. 각 세포가 발산하는 빛이 모여 전체 세포의 큰 빛 광명체를 만들어 낼 수 있는가 하면, 질환에 걸리면 이 전체적인 조화가 깨져서 어느 한 쪽에 결함이 나타나는 구조도 될 것이다. 이 빛의 에너지장은 진동파이기도 하다.

세포간의 정보 교환과 통합장

독일의 생물물리학자 포프(Popp)는 세포와 조직은 생체광자장(場, biophoton field)에 의하여 서로 연결되어 있고 또한 이를 통하여 빠른 정보를 교환한다고 하였다. 영국의 생리학자 호(M. W. Ho)도 세포, 분자 및 조직 등은 그 배후에서 하나로 연결되어 있으며, 호(Ho)는 이것을 양자 정보장이라고 불렀다. 이 양자 정보장이란 바로 정보 에너지장과 같은 것이라고 본다. 일생 동안 일정한 간격으로 불 수의적으로 뛰고 있는 심장을 보자. 이러한 심장의 역동성을 어떻게 설명할 것인가? 심장 조직은 그 배후에 정보망을 갖고 있어서 역동적인 규칙성을 유지한다고 하였고 그리고 이를 수학적으로 해석할 수 있다고 하였다. 심장세포의 역동적 활동력은 심장의 운동으로 나타나는 바 이 운동은 동시에 수많은 세포의 동시적인 같은 방향으로의 움직임으로 나타난다. 이러한 동시화 현상은 총체적 정보망을 통한 에너지장이 있기에 가능한 것이다.

미국의 한 내과 의사는 생물은 두 종류의 정보를 갖고 있다고 하였다. 즉 하나는 세포 하나하나가 갖고 있는 정보이고 다른 하나는 생물체 전체에 통일되어 결정되는 큰 통일장의 정보라고 하였다. 정보 에너지 의학에서는 이와 같은 세포 및 생물이 갖고 있는 정보를 모두 정보 에너지장으로 생각한다. 숨쉬는 일, 소화시키는 일, 세포의 성장, 손상된 세포를 고치는 일, 독성을 순화시키는 일, 호르몬의 균형을 유지하는 일, 저장된 지방을 에너지로 바꾸는 일, 눈동자의 조리개를 조절하는 일, 혈압을 조절하는 일, 체온을 유지하는 일, 걷을 때 균형을 유지하는 일, 근육에 혈액 보내는 일 등등은 대개가 자율신경계의 작용이며 소위 말하는 호메오스타시스(homeostasis) 기능인데 이러한 자율적인 신체 기능은 모두 조직 및 장기가 갖고 있는 정보망의 자연 치유력이 있기 때문에 가능하다고 하였다. 뿐만 아니라 세포는 개개 또는 통합적 정보를 가지고 있을 뿐만 아니라 시간을 인식하고 있어 일정한 시간에 따른 주기성 있는 활동을 하여 인체의 주기적 활동을 관장한다고 하였다.

예일대학의 한 생물학 교수는 물리학적 장(場)과 생물학적 장(場)과의 관계를 통한 연구에서 내린 결론은 생물의 조직과 구조는 개개의 화학 변화만으로 전망되는 수학적인 관계로 맺어져 있는 것이 아니고 조직의 배후에 존재하는 장(場)에 의해서 조절된다고 하였다. 이러한 현상을 증병하는 임상적인 증거로 골절이 되면 골절된 뼈와 뼈 사이에는 정보의 흐름이 발생하며 이 정보의 흐름에 의하여 골절이 치유된다고 하여 전기적 자극을 주어 골절의 치유를 촉진하고자 하였고 효과가 있는 것으로 보고되었다. 최근에 소개되는 스캐너(scenar) 치료도 인체 각 장소의 전기력을 측정하여 병소의 전기력과 건강 부위의 전기력의 차이를 전기력을 인체에 주입한 후 상쇄시키는 방법으로 에너지장을 통합장으로 복귀시킴으로써 신체의 증세를 없애 주는 에너지 치료의 일종이다.

구소련의 생물학자 알렉산더 가르비치는 발육 중인 배아로부터 발이 될 조직의 일부를 떼어내어 장래에 손이 될 부분으로 이식하면 결국 이식된 조직은 발이 되는 것이 아니라 손으로 된다고 하였다. 이 말은 발생학적 조직의 변화는 유전자의 구체적인 지시에 의한 것이 아니라 주위의 정보 에너지장에 의해 결정된다는 것이다. 이러한 증거 이외에도 들 수 있는 예로써 인체를 구성하는 여러 가지 세포가 일정한 주기를 갖고 구성되어 있던 세포들이 일정 시간 지나가면 모두 사라지고 그 자리에는 새로운 똑같은 세포가 생겨난다는 것이다.

예를 들면 췌장은 24시간마다, 위벽은 사흘마다, 백혈구는 열흘마다, 뇌의 단백질은 98%가 한 달마다 교체되고 밑에 있던 세포들이 위로 올라온다. 몇 년이 지나면 생물체의 모든 것이 교환되어 같은 생물체는 그대로 존재하나, 구성하는 세포들은 몇 년 전의 것이 아닌 새로운 것으로 모두 바뀌어진 것이다. 이와 같은 정교하게도 세포가 사멸하여 없어지더라도 그 공간에 동일한 세포가 재생할 수 있는 것은 조직이 없어진 공간에 정보 에너지장이 있어 없어진 세포에 관한 정보뿐만 아니라 조금씩 세월에 따라 변해나가는 노화의 변화까지 정보가 계산되어 세포가 치환되어 나가는 것이다.

또 다른 차원에서의 예로 프린스턴 대학의 신경외과 교수인 프리브람이 소개한 내용을 들 수 있다. 원숭이를 이용하여 기억에 관하여 7년 동안 연구한 프리브람의 결론에 따르면 기억은 현재 우리가 생물학 시간에 배워서 상식적으로 알고 있듯이 뇌장내에 기억을 담당하는 단백질과 같은 형태로 저장되는 것이 아니라 파동이라고 한다. 즉, 기억은 눈에 보이지 않는 주파수 영역의 홀로그램으로 대뇌에 저장된다고 한다. 여기에서 프리브람이 말하는 뇌의 주파수 영역이란 정보 에너지장과 같은 것이다. 사람의 경우 6세 이전에 한쪽 뇌 반구에 병변이 있어 이를 수술에 의하여 완전 절제를 하더라도 나머지 반쪽 뇌가 양쪽 뇌의 기능을 모두 도맡아 하게 되므로 뇌의 기능상 아무런 문제가 발생하지 않는다. 이와 같은 일이 가능한 것은 남아 있는 반쪽 뇌가 없어진 반쏙 뇌의 정보 에너지장을 모두 기억하여 통합장이 형성되어 있기 때문에 가능한 것이다.

외인 정보장의 침입과 외연 확장

바이러스가 인체에 들어와서 인체의 유전자와 상호 작동하여 질환을 일으킨다는 이론은 오래 전부터 알려진 병인론이다. 바이러스뿐만 아니라 인체에 기생하는 세균도 정보 에너지장을 가지고 있다고 하는데, 미국의 한 미생물학자는 50년에 걸친 박테리아에 관한 연구를 통하여 박테리아는 유전자 일부를 빠르게 다른 박테리아에게 보낼 수 있다고 주장하였다. 따라서 전 세계의 박테리아가 단 시간 내에 단일한 유전자의 거대한 공통성을 갖는다고 하였다. 박테리아는 유전자의 공통성을 가지면서 스스로 유전자를 재조합 형성해 나가면서 적응력, 저항성의 외연을 늘려 나간다고 하였다. 정보 에너지 의학에서는 이와 같은 박테리아의 놀라운 기능이 가능한 것은 박테리아가 정보 에너지장을 갖고 있기 때문이라고 한다. 뿐만 아니라 면역학자 마투라나는 박테리아는 환경의 화학 변화, 열의 변화, 빛의 강도 그리고 자기장 등을 감지하고 이에 따라 반응할 수 있다고 하였다. 따라서 인체에 들어온 박테리아는 인체내의 거대한 물리적 장(場)에 부닥치게 되어 크고 작은 정보에너지 장내의 재편성이 일어날 것이다.

질환적 상태는 기존의 정보에너지장 토대가 무너지는 것을 의미한다. 한의학의 병인론을 보면 이와 유사한 내용을 발견할 수 있다. 병인으로 육음과 칠정을 소개하고 있는데 육음이란 풍(風), 한(寒), 서(暑), 습(濕), 조(燥), 화(火)를 의미하고 칠정은 희(喜), 노(怒), 우(憂), 사(思), 비(悲), 경(驚), 공(恐)을 의미한다. 육음은 바이러스의 성질과 같은 것이고 칠정은 인체에 영향을 줄 수 있는 에너지장의 종류와 같다. 즉, 질병의 원인이 표면에 머물면 표증으로 며칠 앓다가 사라지지만, 그 원인이 체내로 침범하여 장부, 기혈, 골수를 범하면 내부의 병인 이증(裏證)이 발생된다. 이때 칠정, 음식, 과로 등이 체내의 에너지장 기능을 억제시키면,

기혈이 더욱 문란해져 병이 진행한다고 하였다. 이에 공격하는 육음의 종류와 성질, 체내의 자연치유력을 음양, 허실로 구분하여 인체에서 발생될 수 있는 많은 경우를 음성한허, 양실음허, 상열하한, 상한하열, 표한이열, 표열이한, 진한가열, 진열가한 등등으로 분류하였다. 이러한 분류를 질환적 상태를 정보에너지장으로 봄으로써 가능하다.

새로운 전달 체계로써의 에너지 정보장

러시아의 의사이며 물리학자인 짱 칸젠은 유전자에 대한 어떠한 물리적 조작 없이 달걀로부터의 정보를 모아 부화중인 오리알에 그 정보를 쪼여서 닭과 오리의 잡종을 얻는 데 성공하였다. 정보 에너지 의학에서는 이와 같이 달걀의 정보가 오리알에 전송이 가능한 것은 달걀과 오리알에 각각의 정보 에너지장이 존재하고 서로 반응적인 관계에 있기 때문이다.

미국의 신경과학자 퍼트는 면역체계에 있어 이단적인 새로운 사실을 주장하였다. 즉 면역계는 림프구가 체외에서 침입되어 들어 온 침입자를 구별하는 능력이 있고, 생명체의 모든 면역체계는 림프계를 중심으로 하나의 정보 조직망으로 연결되어 서로 정보를 주고받는 체계로 되어 있는데, 이 림프계는 한 특정 항원에 한번이라도 노출되어야 재차 그 항원에 노출되었을 때 항체를 생성하여 면역력을 갖는 것으로 알려져 왔다. 접종의 원리가 바로 이것이다. 그러나 퍼트의 주장은 면역 세포가 침입 물질에 직접 노출되지 않더라도 다른 면역 세포로부터의 정보에 의해서 이에 대응한 항체 생성이 가능하다고 하였다.

구소련의 생물학자 칸쯔나체르프는 정상 세포와 암세포를 서로 다른 시험관에서 각각 격리하고 배양하던 중에 우연히 정상 세포가 암세포로 변형되는 사실을 발견하였다. 이러한 현상은 상식적인 생물학에서는 있을 수 없는 일인데 이러한 일이 일어나는 것은 정보 에너지 의학에서는 정상 세포와 암세포는 각각의 정보 에너지장을 가지고 있어 암세포의 정보가 정상 세포 쪽으로 이동되었기 때문이라고 한다.

세포를 시험관에서 배양하면서 세포가 분열 증식하는 과정을 관찰하면 세포가 배양접시의 벽에 닿으면 분열 증식 과정을 정지한다는 사실을 알 수 있다. 이것은 세포와 세포가 서로 정보를 주고받고 연락하고 있음을 의미한다. 이러한 사실을 뒷받침하는 임상적 사실은 장기 이식을 받은 수혜자에게 장기를 기증한 공여자의 개성이 나타나는 경우이다. 예를 들면 평소 고기와 술을 싫어하는 사람이 심장이식 수술을 받고 난 후, 갑자기 고기와 술을 좋아하게 되는 경우가 그 예이다. 정보 에너지 의학에서는 이러한 현상은 이식된 심장 내에 기증자의 정보 에너지장이 내장되어 있어 장기 이식과 더불어 같이 전달되기 때문이라고 한다.

효소 세포와 같은 세포군은 집단으로써의 정보망을 갖고 있기 때문에 이 효소 세포들이 어떤 공통적인 자극에 대해 대사 활동을 동시화하는 것이 가능하다. 즉, 췌장 세포들이 정보망을 갖고 있기 때문에 기름진 음식이 섭취되었을 때 이러한 자극된 조건에 대해 췌장 세포들은 정보 교환에 의거 대사 활동을 동시화하는 것이다. 조직은 정보망을 갖고 있되 외부의 에너지에 의하여 영향을 받을 수 있고, 이때 측정하기 힘든 강도와 주파수의 한정된 범위 내에서 반응된다. 세포 및 조직들은 고유의 정보망을 갖고 있는데 대개 매우 낮은 강도와 매우 낮은 주파수를 가지고 있다.

오라 – 에너지 정보장

오라(aura)라고 부르는 인체를 둘러싸는 빛과 같은 띠가 있다. 이 띠는 인체의 상태가 건강한지 병약한지를 대변하듯 그 두께가 다르고 색깔도 다르다. 미국 항공우주국의 대기권 물리학자였던 브레넌은 사람은 누구나 육체 크기 정도의 정보장을 갖고 있다고 하고 그것을 처음 오라(aura)라고 불렀다. 오라는 정보 에너지장과 같은 것으로 받아들여진다. 현재 기치유에 있어 기공진단법이 있는데 이때 사용하는 외기진법, 백회진법, 수감팔진법이나 정공진법 등은 인체의 오라층의 상태를 파악하여 질병의 원인을 찾는다. 미국 로스앤젤레스의 영적 치료사인 드라이어는 사신은 사람의 오라를 볼 수 있다고 하였다. 그는 사람의 오라는 지문처럼 서로 다르며, 만약 정서적 충격, 부상 및 질병 등이 있으면 그 사람의 오라의 표면 두께가 잘 유지되지 못하고 얇아지는 것을 볼 수 있다고 하였다. 실제 한의학에서 말하는 허증에서는 그 오라층이 얇아지고 실증에서는 그 장기에 해당하는 부분의 오라가 두꺼워진다고 한다.

미국의 흉부외과 교수 조이는 자신도 오라를 볼 수 있는데 사실은 오라를 보는 능력은 모든 사람에게 잠재해 있다고 하였다. 미국의 내과 의사 거버는 인체의 오라에 대하여 12년간 의학적 연구를 통하여 오라는 홀로그램으로 해석할 수 있다고 하였다. 인체의 오라는 특수한 사진 촬영술에 의하여 사진으로 촬영할 수 있는데 이것을 킬리안(Kirlian) 촬영술이라고 한다. 킬리안 사진에서 인체는 후광과 같은 빛의 막으로 둘러 싸여 있는 것이 관찰되었다. 1935년 러시아 의사 가이킨도 킬리안 사진기로 인체의 오라를 촬영하였고 오라 빛들은 인체의 경락과 관계가 있다고 하였다. 미국 UCLA의 교수 모스도 인체의 오라를 킬리안 사진기로 촬영하면서 약물을 복용한 경우 약효가 강할 때와 약효가 떨어졌을 때 오라의 차이를 관찰하였다.

이러한 기의 현상이 사진기에 환영되는 원리를 다음과 같이 설명되고 있다. 인체의 오라는 기의 집합체로써 에너지장이며 진동파동이다. 따라서 이 오라를 향해 사진기에서 파동을 보내면, 인체 오라의 상태에 따라 부닥친 파동의 모양이 달라지는데 이를 영상에 담는다고 하였다.

한국기치유연구회의 윤한홍 교수는 사람의 몸에서 일정하게 발산되는 외기의 상태를 손바닥 감각으로 인체의 상태를 진단할 수 있다고 하였다. 이러한 감각에는 따끔하게 느껴지거나, 무겁게 느껴지거나, 마르고 가볍게 느껴지는 등 8가지가 있다고 하고 이는 훈련에 의해 습득된다고 하였다.

미국 UCLA의 신체운동학 교수 헌트는 사람은 누구나 오라를 가지고 있는데 이 오라를 수학적으로 풀이하여 컴퓨터 사진으로 변환할 수 있고 따라서 컴퓨터 모니터상에서도 볼 수 있다고 하였다. 이어서 심전도 검사, 뇌파 검사 혹은 근전도 검사를 할 때, 오라와 관련하여 개발된 프로그램을 붙이면 심장, 뇌 혹은 근육, 신경의 정보뿐만 아니라, 오라와 연결되어 인체의 다른 부위의 정보도 얻을 수 있다고 하였다. 이것은 심장 상태를 알아내는 심전도에서 심전도 이상이 있을 때 심장의 이상을 일으킨 원인이 뇌장이나 폐에 있었음을 알 수 있다는 것이다.

현재 우리나라에서 수지침이나 이침(耳鍼)을 놓음으로써 인체의 많은 질병을 치료할 수 있다는 보고가 있었으며, 캘리포니아대학교 통증 클리닉의 올슨 역시 귀를 보고 진단도 하고 치료할 수 있다고 하였다. 인체의 정보망은 하나로 연결되고 통일되어 있기 때문에 신체의 한 부분이 학습한 기능을 다른 부분으로 전달할 수 있다는 것이다. 따라서 사지가 잘려도 이미 잘린 다리의 위치에서 그 잘릴 때 느꼈던 심했던 통증, 좋지 않았던 환영을 그대로 느끼는 phantom 현상도 잘린 다리의 정보망의 정보가 전체의 정보망에 기록되어 있기 때문이다.

우주와 상통되는 정보장

육체 속에 육체를 구성하는 분자, 세포, 조직 및 장기 등의 정보 에너지장은 우주와 연결되어 있다는 연구에 대해 여러 연구자들이 인체에는 액체 크리스탈 조직, 세포막을 구성하는 단백질, DNA 그리고 많은 조직과 장기 등에서 분자의 나선형 구조를 많이 볼 수 있는데 분자가 나선형 구조를 갖고 있으면 이온들이 이 구조를 통과하면서 나선형(vortex) 운동을 하게 되고, 이온들이 나선형 운동을 하게 되면 우주 공간에 존재하는 우주 에너지와 공명을 일으켜 우주 공간과 연결된다고 하였다.

이외에도 많은 연구자들은 인체의 70%를 차지하고 있는 물이 우주 에너지와 연결하는 역할을 한다고 하였다. 다시 말하면 생체분자를 물에 담그면 생체분자와 물 분자 사이에 쌍극자가 생기면서 진동 쌍극자가 발생하는데 이 진동 쌍극자에 의해서 우주 에너지가 쌍극자 구조 속으로 흡수되어 고립파인 솔리톤(soliton)이 발생한다고 하였다. 이와 같이 생체분자가 물과의 경계(界面)를 이루면서 우주 에너지를 끌어들이고 전기적 특성이 나타나는 압전성(piezoelectricity)이 관찰된다. 이 압전성을 이용하여 인체내의 치유 에너지를 상승시킬 수 있는 전자기 발생 치료기를 만들 수 있다.

물리학자 카프라는 양자 이론과 상대성 이론을 합친 양자 전기역학의 이론에 입각하여 인체를 구성하는 소립자는 그에 상응하는 양자장(量子場)을 가지고 있으며 이들 소립자들의 양자장은 우주의 양자장으로부터 끊임없는 에너지의 공급을 받고 있다고 하였다.

1994년 미국의 마취과 교수 하메로프는 신경세포의 세포질에서 발견되는 미세소관(microtubule)은 우주의 에너지장과 공명함으로써 우주 에너지를 인체 내로 끌어들이는 양자 효과 장치라고 하였다. 유사한 보고로 세포 외부의 단백질인 단백당(proteoglycans), 그리코스아미노그리칸(glycosaminoglycans), 콜라겐(collagen), 앨라스틴(elastin), 파이브로넥틴(fibronectin), 라미닌(laminin) 등과 세포 내부의 단백질인 액틴 필라멘트(actin filaments), 관상 미세관(tubular micro-tubules), 그리고 인테그린(integrins) 등은 우주 에너지와 잘 공명할 수 있는 구조로 되어 있기 때문에 우주 에너지를 흡인하는 역할을 한다고 하였다.

미국 항공우주국의 브레넌은 인체의 정보망은 우주의 에너지장과 공명을 일으키면서 동일한 리듬으로 활동함으로써 우주가 갖고 있는 정보와 에너지가 인체에 전달된다고 하였다. 우주와 연결된 인체는 규칙적이고 강한 바이오 리듬을 갖고 있을 때 건강하다.

자연치유력이란?

육체 속에 내포되어 있는 정보 에너지장은 자연 치유력을 가지고 있다고 생각되는 실증적 근거로 육체를 구성하는 분자, 세포, 조직 및 장기 등의 정보 에너지장은 자기 조직하는 능력이 있으며, 자기 조직하는 능력은 곧 자기 치료하는 능력이다. 미국의 의대 교수 카밧진은 정상인에서도 암세포는 매일 계속 만들어지지만 면역체계가 이를 인지하여 없애 주기 때문에 암에 걸리지 않는 것이라고 하였다. 따라서 세포, 조직 및 장기 등은 자체적으로 치유하는 능력을 갖고 있다고 하였으며 그는 이것을 자연 치유력이라고 불렀다.

사람은 질병을 유발할 수 있는 수많은 생리학적, 생화적 및 생물학적 인자에 노출되어 있으나 질병의 발병률이 적은 것은 인체의 정보망이 효과적으로 대응하고 있기 때문이며 이것이 '자연 치유력' 혹은 '자가 치유력'이다. 한 예로써 피부가 상처를 받으면 상처 부위에서 생화학적 면역학적 신호가 발생하고, 이를 포착하여 응혈염증 과정이 작동하기 시작하여 출혈을 막고 상처를 치유하는데 이것은 조직의 정보망이 갖고 있는 자연 치유력에 의한 것이다. 또한 박테리아나 바이러스가 인체에 침입하면 면역체계의 정보망이 작동하여 이를 격퇴시키는 것도 정보망이 갖고 있는 자연 치유력 때문이다.

미국의 자연치료학 의사 와일은 유전자(DNA)가 여러 가지 이유로 손상을 입으면 재빨리 이를 감지하고 특정한 효소를 작동시켜 유전자를 원상으로 복구시키는 것은 인체의 자연 치유력 때문이라고 하였는데 이러한 능력은 노화가 진행할수록 그 능력이 떨어진다. 따라서 노인일수록 유전자의 손상이 잘 복구되지 않는다. 반대로 선천적 유전병으로 치명적인 질병임에도 불구하고 스스로 결함 유전자를 고쳐 살아남은 어린이들을 볼 수 있는데 이것도 세포, 조직 및 장기 등이 가지고 있는 정보망의 자연 치유력 때문이라고 하겠다. 미국의 내과 의사 초프라는 인체의 조직 및 장기에는 자연 치유력이 존재하며 그것은 인체 내부에 있는 완전 무결한 의사 혹은 우주에서 가장 현명한 의사라고 하였다.

생물학계의 두 거장 루이 파스퇴르와 끌로드 버나드는 질병의 가장 중요한 원인은 개체의 저항력이냐 아니면 병원체가 문제냐를 두고 열띤 논쟁을 벌인 일이 있었는데 세균을 발견한 루이 파스퇴르는 죽을 때 결국 세균이 병을 일으키는 것이 아니라, 세균에 침입 당한 인체의 저항력이 문제라고 시인한 일이 있었다. 슈바이쳐 박사는 모든 환자는 몸 안에 자연 치유력이 있으며 이것은 자신 속에 의사를 지니고 있는 것과 같다고 하였다. 따라서 각각의 환자 안에 자리 잡고 있는 의사가 일하는 것을 방해하지 않는 것이 치료에 임한 환자의 바깥에 있는 의사의 최상의 임무라고 하였다.

사람의 내부에는 누구나 자연 치유력이 있으며 그것은 초지성적인 존재로써 초고속으로 정보를 전달하는 정보에너지장이다. 인체의 정보 수단에는 전기적인 것, 생화학적인 것 그리고 내분비적인 것 등이 있지만 매우 빠른 찰나적인 정보 전달이 필요한 경우에는 정보 에너지장을 이용한다.

동양 의학관과 에너지 정보장 비교

동양에서 체계화시킨 경락, 경혈을 중심으로한 동양의학을 서양의학에 어떻게 접목하고 통합화하여 기의 본질을 밝혀낼 것인가를 고민하기 이전에 서양의 석학들이 발견하고 숙고하여 밝혀낸 정보 에너지장은 이미 동양에서 말하고자 하는 기의 세계와 지척의 거리에 있음을 느낄 수 있다. 설명해 왔던 정보 에너지장을 형성하는 데 가장 직접적인 역할을 하는 것으로 알려진 경락의 실제적인 실체에 관한 것과 그 기능을 어떻게 과학적으로 실증하고 분류하는가에 있다고 본다. 즉, 경락의 구조와 경락의 기능을 철학적인 관념으로써가 아니라 인과관계가 분명한 어떤 관계를 물리학적, 과학적으로 밝히는 데 그 목표로 잡아야 한다.

근대 서양과학의 전통적인 관점에 의하면 형태학적 구조가 기능을 결정하며, 일정한 형태학적 구조는 일정한 기능을 수반하고 있고, 일정한 기능의 배후에는 필연적으로 상응하는 형태학적 구조가 있다. 구체적으로 생명이라는 영역으로 들어가서 설명하자면 이들은 정태적(停態的)인 공간 구조의 연구에 치우쳤으며, 생명체에서 형태학적 구조가 생명 기능을 결정하고 후자가 전자에 대해서 반작용을 한다는 기본적인 관점을 도출하였다.

현대과학 특히 세동과학에서는 구조와 기능의 관계에 대해서 두 가지 기본적인 상황이 존재한다고 보고 있다. 즉, 구조가 기능을 결정하는 상황과 기능이 구조를 결정하는 상황이다. 후자에 대해서는 산일구조이론(散逸構造理論), 동태시스템이론, 계통발생학(分化系統理論)과 조합계통이론(組合系統理論) 등에서 심도 있게 설명하고 있다. 산일구조이론에 의하면 산일(散逸) 기능의 과정이, 구조를 형성하고 유지하게 할 뿐만 아니라 구조의 전제이면서 기초라고 한다. 즉 기능이 구조를 결정한다는 것이다. 동태시스템이론에서는 시스템이란 고정사물의 총합체가 아니라 과정의 총합체라고 보고 있다. 계통은 흐름의 과정이며 흐름 과정의 정상 여부가 계통구조의 정상 여부를 결정한다. 발생학의 관점에서 보면 계통의 구조는 분화와 조합에서 결정된다. 분화 또는 조합의 결과가 계통의 구조를 결정하는 것이다. 구체적으로 생명과 인체에 대해서 생각해 보면, 우리는 구조가 기능에 기초하고 있다는 사실을 부정하지는 않는다. 생명은 세포갱신, 자기면역, 자기조절 등을 수행하는 과정이며 흐름이다. 따라서 더욱 중요하고 더욱 본질적인 상황은 기능이 구조를 결정하는 상황이다. 구조는 기능의 기록이며 구조는 바로 과정자체의 표현이다.

생명과 인체의 구조는 공간적 형태학적 구조, 박제화된 구조뿐만 아니라 역동적인 구조도 갖고 있다. 즉, 과정의 집합체로서 여러 종류의 과정이 상호 작용하면서 기능성 구조를 형성하는 것이다. 따라서 이것은 해부하여 관찰할 수 있는 공간적 구조형태와는 다르다. 경락은 본질석으로 생명 활동이 생산해 내는 역동적인 구조인 것이다. 이것은 기능을 기초로 하며 단지 살아 있는 생명체내에서만 존재하는 특징이 있다. 즉, 행기혈영 음양(行氣血營陰陽)의 기능 활동이 없이는 이러한 구조는 존재할 수 없다.

경락 본질의 연구는 마땅히 기능 과정이라는 역동적이고 동태적 시각에서 경락을 파악해야 한다. 이러한 관점은 경락이 표현할 수 잇는 하위의 기능 시스템이란 어떤 성질을 가지고 있다는 것인가? 이러한 의문은 경락 본질의 연구에 새로운 방향을 제시하였다. 즉 하위 기능 시스템이란 상위 시스템의 어떤 구성 요소들의 어떤 기능들이 상호 작용하여 파생된 것이다. 이것은 큰 흐림이 다음 흐름에도 연결된 계통 내용이고, 기능적으로는 독립되고 개념적인 것으로써 일반적으로 지침되는 실체가 있는 하위 시스템은 아니다. 따라서 형태학적인 것이 아니어서 해부해 볼 수가 없다. 경락은 분명히 신경, 체액, 혈관 등 형태학적 구조의 기능과 관계가 있다. 그러나 경락을 이러한 형태적 구조들에 귀결시킬 수 없다. 이러한 추세에도 불구하고 경락 본질 연구의 형태학적 방향은 사실 근대과학, 근대의학의 실물중심론(實物中心論)이 한의학 연구에 이입된 것이다.

실물중심론은 인식의 초점을 실물에 맞추었다. 물리학에서 말하는 장(場)에 대하여 그리고 상대적으로 존재하는 상호입자간의 관계와 작용을 비중있게 다루지 않았다. 엥겔스는 경제학자임에도 불구하고 상호작용이야 말로 사물의 진정하고 궁극적인 원인이라고 설파하였다. 현대과학에서 연구의 중심이 이미 실물중심론에서 시스템중심론(복잡계)으로 전환되고 있으며 존재하는 사물간의 관계성을 연구할 것을 강조하고 있다. 경락 본질 연구의 방향도 이러한 전환에 편승하여 최근에 많은 주목을 받고 있다. 앞서 기술하였듯이, 경락은 인체의 어떤 구성 요소들(신경, 혈관 등)의 어떤 기능들이 상호 작용하여 형성된 계통들이다. 따라서 최근에 재조명되고 있는 봉한관을 포함한 여러 구조들(신경, 혈관, 체액)이 협동하여 경락 기능을 발휘하게 되는 계통구조를 포함하여, 계통내 존재하는 여러 가지 상호작용, 기능들을 연구하는 것이 경락 본질은 밝히는 옳은 접근로가 될 것이다.

이러한 관점이 궁극적으로 맞을 지도 모르나, 물질적 기초와 형태적 구조에 기초한 확증적 근거를 내놓으려는 많은 연구가들이 물질적 기초를 찾는다는 목적으로 형태학적 구조를 탐색하였다. 봉한관도 그러한 노력에서 발견되었다. 그들은 물질적 기초를 해부학에서의 형태적 구조와 동일시하고 있다. 이것은 매우 심각한 개념상의 혼동을 유발할 수 있다. 경락은 물질적 기초 위에 있다. 그리고 다양한 물질의 운동 방식과 존재 방식 위에 있다고 본다. 우리에게 이미 알려져 있는 구조들만 하더라도 공간적 구조 외에 시간적 구조, 시공간적 구조, 기능적 구조 등이 있다는 것을 이해하여야 한다.

산일구조이론에서 생명 현상과 가장 근접한 구조를 발견하였나. 해부학에서의 형태적 구조는 주로 공간적 구조이며 그 외에 복합적인 존재의 형태는 배제된다. 경락의 물질적 기초를 단순히 형태적 구조로 이해한다면, 이러한 좁은 시각으로는 진정한 물질적 기초를 찾기가 힘들 것이다. 이에 대한 몇 십 년 동안의 연구 결과들은 경락의 물질적 기초가 현재의 의학 지식의 범주를 넘고 있고, 우리가 경전처럼 여기고 있는 물리학, 화학, 생물학 등의 범주도 넘는 것임을 우리에게 암시해 주고 있다. 향후 기지(既知)의 지식에 의해서 형성된 인식을 타파하고 그 동안의 연구 방향의 한계를 인정해야 한다. 이러한 관점에서 최근 관찰된 기의 통과 경로인 봉한관의 해부학적 구조의 발견과 그 봉한관의 기능, 역할을 포괄한 주위의 혈관, 신경, 세포 등과의 연관 관계에 대한 실제적이고 구체적인 연구를 보면서 경락에 대한 연구가 한층 진일보하고 있음을 알 수 있다. 우리는 이러한 두 가지 관점의 발전을 지켜보면서 기의 본질을 찾고자 하는 실제적인 접근에 더욱 매진해 나가야 할 것이다.

동양의학에서 기(氣)란 무엇인가?

한방 메카니즘

신체의 구조는 오장 육부로 되어 있다. 한방에서의 이 구분은 장기에 국한되어 분할된 것이 아니고 생리적 활동과 병에 관련하는 유기적 관련성을 염두에 두고 구분한 개념이다. 오장과 육부는 서로 표리 관계로 밀접하게 연관성이 있으며 일대일 대응 관계에 있다. 오장이란 간장, 심장, 비장, 폐장, 신장으로 속이 차야 건강한 장부를 말하고 육부는 대장, 소장, 쓸개, 위, 삼초(三焦), 방광을 말하는데 잠시 머물 뿐 속이 비워져야 건강한 장부라고 말할 수 있다. 따라서 장(臟)은 내부가 차 있는 것이고 부(腑)는 내부가 비어 있는 것이다.

육부에만 있는 삼초는 위장을 중심으로 위장의 위를 상초, 가운데를 중초, 아래를 하초로 나누는 개념이며 상초는 호흡기 기관, 중초는 소화기 기관, 하초는 간장을 포함한 비뇨 생식기관을 의미한다. 육부는 solid한 오장과는 달리 신체의 기능을 연결해 주는 tract에 관한 것으로써 그중 삼초가 더 추산적인 의미를 내포하고 있다. tract이 존재한다고 되는 것이 아니라 이 tract 간에도 연결이 있어야 하는데 이 개념을 해부학적으로는 존재하지는 않으나 기능적으로는 분명 존재하는 삼초라는 것으로 설정하였다.

신체의 원만한 대사 활동은 상초의 심장 및 폐에 의한 산소 공급이 없으면 영위하지 못한다는 것이다. 중초는 '여구(如漚)' 라 하였는데, 즉 비장 · 위장 · 대장 · 소장 등의 기능을 주관하는 중초가 음식물의 섭취와 순화작용을 시키는 동시에 진액(津液)을 흡수하여 오장육부의 전신 조직에 공급하는 것을 말한다. 하초는 체내의 불필요한 수분을 대소변으로 배출시킨다는 뜻이다. 즉 음식물에서 필요한 영양과 수액을 흡수한 연후에 청(淸) · 탁(濁)으로 가려서 탁은 대변으로, 청은 소변으로 배출시킨다. 그래서 위장의 흡수 작용이 부전할 때는 설사가 나고, 방광 기능이 부전할 때는 소변 불통이 생긴다. 다시 말하면 배설을 맡은 기관은 신장 · 방광 · 대장 등인데, 이것들은 체강(體腔) 하부에 있다. 이와 같이 육부의 삼초는 우리 인체의 육체 및 정신 기능을 통괄한 전신의 흐름을 담당하는 곳이다. 본래는 삼초의 표리관계에 있는 심포라는 장부가 있는데 이 심포는 인체의 정신 활동을 주재하는 장부로써 삼초의 정신 기능을 통괄하는 기능에 포함되므로 삼초에 포괄되어 육장이 되지 않고 오장이 되어 오장육부란 말이 생겼다. 인체는 오장육부 이외에도 많은 장기들이 있는데 이에 대해서는 기항지부(奇恒之府)란 분류가 있는데 뇌, 골, 수, 맥, 담, 여자포가 여기에 속한다.

한방에서의 인체를 보는 기본 단위로 이러한 오장육부보다 더 기본적인 단위가 있다. 그것은 기(氣), 혈(血), 수(水, 津液)이다. 기(氣)란 하늘의 세 겹의 구름층이 귀하고 좋은 곡식의 열매를 싸고 있는 형상으로 사람을 살리는 가장 중요한 것이라는 모습을 하고 있다. 부모로부터 이어받은 선천적인 기와 곡류의 정기와 공기의 청기로부터 취한 후천적인 기가 있는데 선천적인 기는 신장에 저장되어 있다고 하고 후천적인 기는 비장에 저장되며 이는 호흡을 통해 얻어지는 양기와 음식을 통해 얻어지는 음기로 나눈다. 이 생명의 활동을 주관하는 것은 양기는 폐장이고 음기는 위장과 소장이다.

음기의 생성은 음식물을 통해서 오는데 이때 위장과 소장을 통해 엑기스(精)만 뽑아 이 성(精)을 비장을 통해 전신에 운행케 하는 운화 작용이 있다. 남은 찌꺼기는 고체는 대장을 통해, 액체는 방광을 통해 배출된다. 기에는 양기 및 음기 이외에도 원기(元氣, 치유기)가 있는데 이것이야 말로 신체의 제 기능을 유지하게 하는 원동력으로 바로 복원력, 자연치유력에 해당한다. 이는 천의 기와 지의 기가 합쳐서 된 것으로 생명 활동을 부여하는 에너지이다. 이때 양기와 음기의 힘이 비슷하게 균형 잡힌 조합이 이루어져야지 한쪽이라도 쏠리면 원만한 진기(眞氣)가 될 수 없다. 양의 기운이 강하면 고혈압과 같은 질환이 나타나기 쉽고 양의 기운이 약하면 감기를 앓기 쉬우며, 음의 기운이 강하면 우울증과 같은 정신 질환이 나타나고 음기가 약하면 허약한 체질이 형성되기 쉬우니 기라는 것은 그 자체가 다 좋은 것이 아니라 운행의 균형이 일단 맞아야 좋은 효과를 미치는 것이다. 따라서 정상인이더라도 섭생에 있어서 섭취량이 너무 많아도, 적어도 안 되고, 동물성 음식을 너무 섭취해도 안 되고 식물성 음식을 너무 섭취해도 안 되는 것이다. 환자인 경우는 질환의 종류와 발생 원인에 따라 그 섭생의 원칙은 반대로 해야 원기가 제자리를 찾게 된다.

기의 작용을 분류하면 추동작용, 온후작용, 고섭작용, 방어작용, 영양작용, 기화작용이 있다. 생체의 성장이 추동작용의 예이며 인체의 안팎을 따뜻하게 하는 것이 온후작용이며 혈, 진액 및 정액이 유실되지 않게 조절하는 기능이 고섭작용이다. 아울러 정, 혈, 진액, 각종 조직기관의 영양, 방어 및 전화, 변화 작용을 관장한다. 혈(血)이란 중초에서 기와 진액을 받아 붉은 색 액체로 변환한 것으로 영양과 자윤작용을 한다. 몸을 순행하면서 영양분을 조달해 주는 것인데 이 중에도 위장과 비장에서 만들어진 후천적인 기의 정기가 선천적인 기의 연속 파장인 맥(脈)안으로 들어간 것을 영혈이라고 하고 맥 밖에서 피부나 근육 사이에 돌면서 외사(外邪)로부터 몸을 방위하는 것이 위(衛)이다. 영혈(瑩血)은 맥과 징기가 합쳐진 영기(瑩氣)이며 인체 속의 생명력 그 자체이다. 위(衛)는 위장과 비장에서 만들어진 영양 물질의 일종으로 오장육부의 경막에 퍼져 체표 및 체내에서 몸을 지켜준다. 위로 분포된 정기의 일부가 강하면 피부가 윤기가 있고 부족하면 피부의 윤택이 떨어진다.

혈의 조절 즉 혈량의 조정은 간장이 주관하며 맥은 심장이 주관한다. 이때 특별히 알아야 할 사항으로 맥의 기원은 위기(胃氣)에서 내원(來原)한다. 위기는 토(土)이므로 목(木), 화(火), 금(金), 수(水)의 중심에 있음으로써 맥의 근원은 인체의 중심에서 온다고 파악하였다. 따라서 맥의 조정은 심(心)에서 하나 맥의 생성의 근원은 위(胃)이다. 세 번째의 수(水)는 혈액을 제외한 모든 체액을 의미하는 것으로 신장이 주관을 하며 신장은 정을 저장하고 분배하는 역할을 하고 오장육부의 요청에 따라 전신에 분배한다. 이는 혈과 맥의 작용으로 정기의 일차적 분배는 일어나지만 오장육부의 섬세한 변화에 따른 정기의 재배분은 신장에 의해 일어난다함을 의미한다.

여기에서 특기할 것으로 정액(精液), 음액(陰液)이 있는데 이것은 신정과는 구분되는 것이다. 과도한 섹스는 선천적인 기가 정액 배출과 함께 나간다. 이는 선천적인 기의 저장이 신장에만 국한 되어 있는 것이 아니다라는 것이다. 따라서 신장은 우리 인체의 일반적인 에너지의 저장과 재조정에 관련되어 있지만 전담하는 것은 아니고 아울러 정력과는 관련성은 있겠으나 직결되는 것은 아니므로 구분해서 이해하여야 한다.

인체를 이해하는 데 있어 육체만큼 같은 비중으로 중요한 것이 신(神), 정신 활동이다. 이 정신 활동은 기가 움직이는 상태로써 선천적으로 하늘에서 받은 기운(德)과 땅의 기운이 기(氣)가

합쳐져 정기(精氣)가 만들어지고 이 정(精)이 작동하는 순간 심(心)이 발생한다. 설명하기 힘든 부분이지만 정(精)의 정신활동이 혼(魂)이 되며 이는 생명의 탄생 그 자체를 연속선상에서 순간마다 가능케 하는 힘이다. 한편 정(精)의 육체쪽으로의 활동은 백(魄)이 되며 이는 육체 활동의 활성화를 이루는 힘이다. 이때 만난 혼(魂)과 백(魄)은 신(神)이 형성되며 이는 곧 심(心)을 말하는 것이다. 혼과 백이 안정되어 있지 않으면 올바른 정신(情神)이 형성되어 있다고 볼 수 없다. 혼(魂)은 사람이 하늘로부터 받는 양적(陽的)인 것이고 폐장에서 오고 백(魄)은 땅으로 받는 음적(陰的)인 것으로 간장에서 온다.

정(精)은 천(天)과 지(地)에서 만들어지지만 정은 천(天)의 원기(元氣)를 가능하게 하고 이는 정신 활동의 덕(德)이 되며 이는 혼(魂)의 작용의 기초가 된다. 정은 천(天)과 지(地)에서 만들어지지만 지(地)의 기(氣)를 만들고 축적하며 이는 또한 정신 활동의 기(氣)를 이루니 이는 백(魄)의 작용에 기초가 된다. 따라서 정은 만들어지면서 만들어 나가는 순환계의 중심에 있으며 육체 활동과 정신 활동에 모두 관여하는 중심에 있다는 것이다. 또한 정을 통해 육체의 상태와 정신의 상태는 분리되어 있는 것이 아니다. 즉, 덕(德)과 기(氣)가 교류하여 생명체를 이룬다. 생의 근본이 되는 생명의 원천은 정(精)이다. 정신 활동에 있어 정이 혼의 기능으로 작용하면 신(神)의 작용이 나타나는데 이 신에는 오신(五神)이 있다. 오신은 의(意), 지(志), 사(思), 려(慮), 지(智)를 지칭하는 것으로서 확연한 의식 활동을 가르킨다. 정신을 제어하고 혼백을 길이 갖고 주위에 적응하며 춥고 더움에 대응하고 희노애락을 조절하는 데 관여하는 기능 자체이다.

인체의 기능에 대한 한방에서의 기초적인 파악은 신(神), 기(氣), 혈(血), 정(精), 수(水)에 입각해 있다고 설명이 되는데, 요약하면 혈은 정의 생성 및 기의 영양 공급을 가능하게 하고 수로 변환도 일어난다. 기는 혈의 생성, 운행, 통솔에 관여하고, 정과 신의 생성에 관여하며 진액의 생성 및 혈액을 흐르게 하고 땀 등을 적당히 흐르게 조절하는 역할을 한다. 정은 혈과 기 그리고 신의 생성을 돕고 신은 기 및 정의 생성을 돕는다. 이와 같은 인체의 기초 단위는 현대의학에 비해 추상적이고 철학적이지만 그렇다고 인체의 실제적인 모습과 동떨어져 있는 것은 아니다. 왜냐하면 현대의학에서의 잠재적인 자연치유력은 그 자체가 추상적이고 미지의 해석되지 않는 영역인데 한방에서는 이러한 추상적이지만 정의된 기초 단위를 들어 설명을 하고 있다는 면에서 이러한 해식을 결코 백안시 할 사항은 아니다. 이러한 물질의 기초들과 앞서 소개한 인체의 장부를 연결해 보면, 간은 혈의 저장기관으로, 신은 혈의 영양 공급 기관으로, 심은 전신의 혈의 운행 담당기관으로, 비는 음식에서 혈의 생성 기관으로, 혈이란 기본 단위로 간과 신장과 심장과 비장은 연관성을 갖고 있는 장부들이다.

기의 관계성을 살펴보면 간은 기를 올리는 승발 작용이 있고, 폐는 기를 내리는 숙강 작용이 있으며, 신장은 내려오는 기를 받는 납기 작용이 있으며, 비장은 기를 생성하고 온 몸으로 펴지게 하는 작용이 있어 간장과 폐장과 비장과 신장은 기라는 기초 단위와 관련하여 밀접한 관계성을 맺고 있는 장부들이다. 이와 같이 기와 혈은 밀접한 관계를 갖고 있다. 그리고 이러한 기와 혈은 비장에서 만들어진다.

기와 혈의 상관관계를 살펴보면, 기와 혈은 상이한 면도 있어서 기는 무형으로 양에 속하며 활동력이 강하고 혈은 유형으로 음에 속하며 활동력이 약하고 자윤작용을 주로 한다. 기능생혈(氣能生血)이라고 하여 기가 강하면 혈의 기운이 왕성하고 기가 약하면 혈의 기운도 약해 진다. 또한 기능행혈(氣能行血)이라고 하여 기가 행하면 혈도 행하고 기가 체하면 혈도 체한다. 즉 기가 승하면 혈도 승하여 홍조, 두통, 토혈이 오고 기가 하강하면 혈도 따라 내려와 하혈 등을 한다. 그 외 기능섭혈(氣能攝血)이라 하여 기는 혈을 항상 혈관 내에 머물게 하는 성질이 있다. 그리고 이것에 장애가 생김을 출혈이라고 한다. 이와 같이 기는 기능면에서 혈의 기능을 리드하는 스승이고, 기는 혈의 영양 작용으로 그 힘을 유지하니 혈은 기의 어머니인 관계에 있다.

기에 대한 일반 이론

정(精)과 신(神)과 기(氣)의 관계는 한마디로 정은 형성체를 이루는 정적인 단위 개념이고 기는 생명의 에너지로써 생리 활동과 외부 활동을 하는 데 직접적으로 관여하는 동력(動力)으로 동적인 단위 개념이며 신은 현상 사물의 변화 속에 내재되어 있는 규율 또는 주재(主宰)자로 그 관계성을 설정할 수 있겠다. 여기에서 특히 신은 정(精), 기(氣), 신(神)의 상생상제(相生相制)의 관계에 의해 물질, 기능, 현상의 상호관련성과 불가분의 통일성으로 표현될 수 있고, 모든 생명 활동 현상의 정화(精華)를 가르친다. 정(精)과 기(氣)가 충족하면 신왕(神旺)하고 정기가 쇠하면 신거(神祛)한다.

과거 중국은 물론 동양에서는 기의 중요성을 우주와 자연을 연구하는 가운데 모든 사물이 기의 운동 변화로 생성되고 소멸되는 것을 인식하였다. 인체의 생명 활동에 있어서도 의문법률(醫門法律)에서는 기가 모이면 형태를 이루고 기가 흩어지면 형태가 사라진다 라고 하면서 생명 활동에 있어 기의 중요성을 강조하였다. 인체에 있어 가장 기본적인 것을 진기(眞氣), 원기(元氣, 原氣)라고 하는데 이 진기는 신중(腎中)의 정기, 물과 곡식을 섭취한 비위(脾胃)에 의해 만들어지는 기와 폐에서 흡입한 천기(天氣)의 세 부분이 결합된 것으로써 온 몸에 흩어져 전신의 각 장기를 따라 돌게 된다.

이 진기는 주로 승(升), 강(降), 출(出), 입(入)의 네 가지 형태의 운동 형태로 표현되는 데 이 작용이 사라지면 그 생명체는 사망한다. 기의 종류로 소개되는 바로는 각 장기에 분포된 기로 심기, 폐기, 비기 등 장부기(臟腑氣)가 있고 경락의 전도 및 감응 작용에 관계하는 경락기(經絡氣)가 있으며 혈(血)과 돌면서 전신에 영양을 공급하는 영기(營氣)가 있고 피부에서 외부의 사기를 방어하는 위기(衛氣)가 있다. 이외에도 종기(宗氣)가 있는데 이는 흉중에 쌓인 기이다.

기의 주요 작용 다섯 가지를 소개하면 신진대사에 의해 성장, 발육에 영향을 주는 추동(推動)작용, 체온을 잘 유지하는 등 모든 기관 및 조직의 생리 작용이 잘 작용할 수 있도록 온열(溫熱)작용, 바깥의 사기(邪氣)로부터 체내를 잘 지켜주는 정기(正氣)의 역할인 방어(防禦)작용, 혈과 진액에서 땀과 요액이 생기는 것은 기가 운동 변화한 결과인데 이러한 기의 작용을 기화(氣化)작용, 땀과 요액이 지나치게 만들어져 배출이 대량화되면 곤란한데 이러한 일이 생기지 않는 것은 기가 맥내의 혈을 붙잡는 기능이 있기 때문인데 이것을 고섭(固攝) 작용이라고 한다.

이러한 작용은 각각으로 보이나 서로 연계되어 있다. 그리고 이러한 작용은 각 장기에 영향을 미쳐 각 장부의 생리 활동을 유지시키는데 동시에 각 장부의 생리 활동은 진기의 생성과 운행에 대해 밀접한 관계가 있다. 예컨대 신장은 진기를 저장하고, 폐는 공기를 흡입하며, 비위는 물과 곡식에서 소화하고, 심은 맥을 조정하는데 이 심의 맥과 폐의 공기의 흡입이 조화롭게 혼합되어야 한다. 간은 기기(氣機) 조절 작용을 한다. 이렇게 장부는 기의 영향을 받아 정상 활동을 하며 이러한 정상 활동의 결과로 진기의 생싱에 관계한다.

기(氣)의 병리 변화

기의 병리 변화는 크게 기가 부족해서 생기는 기허(氣虛) 허증(虛症)과 기의 체증에 의한 과다에 의한 기체(氣滯), 실증(實症)으로 나눈다. 기허는 원기의 부족에서 오는 일련의 병리변화이다. 영양부족, 피로과다, 허약무력증 등의 요소는 기허를 일으킬 수 있는 상황이다. 소화불량은 비위(脾胃) 기허의 표현이고 호흡이 짧은 것은 폐기가 허한 결과이며 위기가 허하면 쉽게 감기가 걸린다. 기체는 인체의 어느 부분에 기의 유통에 있어 장애가 발생하는 것으로 이러한 장애가 발생되면 이 부분에 통증이 오거나 팽대감이 대개 동반된다. 그리고 기체의 일종들이지만 기역(氣逆)과 기함(氣陷)이 있다. 기역은 기가 폐나 위장의 기의 경우 하강하여야 하는데 하강이 안 되면 폐의 경우 상기의 증상이 니다나고, 위장의 경우 오심구토 등의 증세가 나타난다. 기함은 올라가야 할 기가 아래로 하강하는 경우로, 비기의 경우 올라갈 것이 하강하면 현훈, 복부팽만, 자궁하수 등의 증세가 동반된다. 따라서 하강해야 할 것이 하강을 못하면 기역이고, 올라가야 할 것이 올라가지 못하면 기함이다.

기(氣)와 혈(血)과 진액(津液)의 관계

혈과 기는 생명 활동의 기본 요소로서 서로 분별되나 동시에 구별할 수 없는 밀접한 관계를 갖고 있다. 혈은 각 장부에게 영양을 공급하는 영기(榮氣)이면서, 동시에 비위기, 폐기를 흡수하여 형성된 기를 흐르게 하면서 부단히 신진대사를 일으키며 생리 활동을 유지시킨다. 혈은 기를 운반하는 운반체라는 면에서는 기와 구분되나, 기를 형성하는 데 기여하고 형성된 기가 혈로 다시 회귀하는 것은 기와 혈은 구분할 수 없는 동일체이다 라는 관점을 가지게 된다. 따라서 혈과 기가 원만하지 않으면 백 가지 병이 나타난다고 하였다.

진액의 생성 및 분포, 배설도 기의 상승과 하강, 들고 나는 것에 의존하며 따라서 진액 또한 기의 영향권에서 벗어날 수 없다. 즉, 기허 상태에서는 심한 발한 증상이 초래될 수 있고, 신장의 기운이 허하면 소변의 유실이 초래된다. 반대로 탈수의 상태에서는 원기도 진액을 따라 탈출하여 기운이 쇠잔해진다. 문제가 있는 장기에 기가 그 조절력을 잃으면 삼초기화(三焦氣化)의 영향을 받아 진액의 병변이 형성되어 비정상적인 적체에 의한 수기(水氣)를 형성하기도 한다.

생물광자란 무엇인가 ?

생물광자에 대하여

물리학 영역에서 생물광자(biophoton)란 말이 있다. 이외에도 생명에너지라고 생각되는 대상을 향해 쓰이는 현대적인 어휘로 프라나(Prana), 바이탤러티(Vitality), 오로라(aurora), 극광(極光), 바이오플라스밀 에너지(Bioplasmic energy), 생명에너지, 생체에너지, Mitgen선, 생명의 힘, 에텔, 생명자기(Human magnetism), 영적유동체, 생명의 기운, 우주 기운, 영, 코스믹 에너지(Cosmic energy), 생명 자기적 파동, 성령, 하나님의 힘, 생명선, 천지 기운, 염력, 우주질(質), 우주의식, 우주파동, 지상의식, 빛, 광명, 실상, 생명의 싹, 생명의 씨앗 등등이 있다.

그럼 물리적으로 측정 가능한 이 생물광자(biophoton)란 무엇인가? 생물광자는 동물이나 식물의 생체로부터 방출되어 1초당 단위 면적($1cm^2$) 내에 수개에서 수천 개 정도($10-4pW/cm^2$)로 측정된다. 생체에서 나오는 비열적 광자(생물광자)의 방출에 대한 이론적 가설은 아직까지도 확립이 되지 않은 상태이지만 대체적으로 다음 두 가지가 제안되었다. 첫째는 생체의 미약한 광자의 방출은 생체의 대사 활동에 있어서 불완전성(imperfections)에 기인한다는 가설이다. 여기서 생체계는 오랫동안 들뜬 상태에 있을 수 있는데 열적 평형 상태로 돌아감으로써 간헐적으로 빛을 낸다는 주장이다. 이 가설에서 빛의 원천은 프리라디칼이나 산화물과 같이 높은 반응력을 보이는 혼합물이 가능할 것으로 제시되었다.

두 번째 가설은 1970년대에 독일의 한 연구자가 생체분자의 광학적 특성들과 그들의 생리적 효력 간에 의미 있는 상관관계를 발견하면서 제시되었다. 여기서 그들이 고려한 생체분자에는 복합적인 다환성 탄화수소 등도 포함하였고, 생리적 효력으로는 발암의 원인 규명도 시도하였다. 이 가설과 관련된 기본적인 의문은 생체 내의 광자가 생체를 이루고 있는 물질의 들뜸에 대한 조절인자(regulator)가 될 수 있는가이다. 이는 양자광학의 적용과 더불어 생체계의 정보 전달에 의한 개념을 가지고 접근되고 있다. 또한, 세포, 조직, 기관 등의 생체 시료에 대해 일정 시간 동안 전자기파를 조사해 주면 그에 대한 반응으로서 보통의 생체발광(bioluminescence)보다 훨씬 낮은 세기의 광자 방출이 일어나게 되는데 이를 지연발광(Delayed Luminescence)이라고 일컫는다. 유기화합물의 형광(fluorescence)이나 인광(phosphorescence)이 대체로 피코초(picosecond)에서 밀리초(millisecond)에 이르는 영역 내에서 풀림(relaxation)이 끝나는 것에 비해, 생체 시료의 지연발광은 수초에서 수시간에 이르기까지 풀림이 계속된다.

또한 형광이나 인광등 자연적인 발광이 지수적으로(exponentially) 감쇠(decay)하는 반면에 지연발광의 경우 감퇴의 형태가 쌍곡선형(hyperbolic pattern)을 보인다. 지연발광의 파장 영역은 대체로 가시광선에서 자외선에 이르는 150-650nm에 분포하고 있으므로 열복사(thermal radiation)에 의한 결과로 보기는 힘들다. 이러한 지연발광의 특성에 대해서 생체계의 거시적 양자 결맞음(coherence)이나 생체 대사 과정에서의 화학발광(chemiluminescence)으로 그 기전(mechanism)을 설명하려는 이론적인 작업들이 진행되고 있다. 암조직과 정상 조직의 지연발광 특성이 현저하게 차이가 난다는 네덜란드 유트레흐트대학 연구진의 보고는 지연발광의 의학적 응용에 대한 가능성 즉 암세포를 쉽게 찾아낼 수 있는 또 하나의 방법을 보여주고 있다.

사람에 대한 생물광자에 대한 연구는 1970년도 문헌에서부터 보고가 되기 시작하였다. 생체에서 나오는 이 극도로 약한 빛은 파장은 400-720nm이고 보이지 않아서 측정하기가 어렵다. 아주 예민한 측정 도구가 있어야 하는데 이 측정 방법에 관해 과거 초기의 연구자들은 인체 주위에 봉투같이 싸고 있는 방사능을 아주 환상적인 대상으로 보고 직류성 광증폭기를 이용하여 XY좌표상 그래프로 나타내려고 하였다. 일체의 빛이 투과되지 않는 암실에서 광증폭관 튜브를 이용하여 옷을 걸치지 않고 튜브 앞에 서있는 생체를 스캔한다. 이때 정전기나 형광이 개입되지 않도록 고안되었다. 연구자들은 광음극이 400nm에서 최대로 예민하도록 조정하였고, 650nm에서 제로가 되도록 조정하여 열의 효과를 최소화시켰다. 이때 광증폭기 튜브에서 발생하는 노이즈와 측정되는 시그날을 구별하는 것이 어려운데 그래서 연구자들은 시그날이 배경(background)보다 11% 이상인 경우만을 의미있는 시그날로 하였다. 이 광증폭기로 실험에 응한 피험자들이 숨을 깊게 쉬거나 진동 있는 신체의 움직임을 통해 에너지장을 변화시켜 시그날의 변화가 초래되도록 유도하였는데 모든 피험자에서 다 성공적인 결과가 관찰되지는 않았다. 온도도 민감한 영향을 주었는데 즉 측정실의 온도가 올라가면 미약하지만 시그날에 변화가 초래되었다.

그러다가 1989년도 Edwards 등은 영국의 비둘기계획(Dove project)의 일환으로 특별히 고안된 암실과 실험자들의 복장 및 실험자들의 손에서 발산되는 일일 변화까지 고려한 실험 조건에서 인체의 여러 부위의 생물 광자의 방출양을 측정하였는데 그 측정치가 달랐다. 배와 등, 가슴에서는 그 측정치가 낮았고 손과 이마와 같이 단순치 않은 부위에서의 방출치는 높았다. 그리고 이 생물광자의 파장 영역이 달라서 색깔이 다른 띠로 표시할 수도 있었는데 빨간 빛 쪽이 강한 형상이었다.

1986년에 일본에서는 이나바계획이라고 하여 생물광자 방출에 관한 특별한 계획이 진행되었는데 이것은 광증폭기에서 이차원으로 측정하는 것이다. 이 측정에 따르면 손인 경우 두 번째, 세 번째 손가락에서 방출량이 많고 손의 중간 부위에서 방출량이 적게 측정되었다. 이 연구에서의 자료에 의하면 인체의 한 부위에서 방출량은 표면의 온도에 따라 더 비례적으로 증가되어 측정되는 상관성이 있었으나 인체를 전체적으로 탐색하였을 때는 인체의 표면 온도가 더 높은 곳이 더 생물광자의 방출량이 더 높게 측정되지는 않았다.

1993년 독일에서 Popp 등은 아주 선구자적인 실험을 시행하였는데 암실에 누워있는 환자 전신 위를 움직이면서 3차원의 각도에서 광전자를 측정할 수 있게 하였는데 2차원적 이미지로 가장 큰 크기는 2x1 m이다. 자동으로 찍는 시스템으로 생물광자의 방출이 많을 경우는 짧은 시간 측정으로 선명한 상을 얻을 수 있으나 방출량이 적을 경우는 오랜 시간 노출시켜야 하는데 그렇다고 측정을 받는 대상자가 같은 자세로 몇 시간이고 있을 수 없으니 여기에 촬영상 문제가 있었다.

1994년에서 1995년에 들어 많은 건강인 또는 질환자들을 대상으로 인체의 여러 군데를 대상으로 생물광자의 방출량을 측정하였다. 그리고 최근 10여 년 동안 이러한 시도들은 기술적으로 어려움이 있었으나 건강인과 질환자를 대체적으로 구분하는 작업을 완성하였다. 이러한 업적을 환자의 현대적 치료에 어떻게 직접 적용을 할 것인가가 과제였으며, 따라서 이에 대한 몇 가지 연구가 이루어졌다.

질환 치료 즉 임상 연구에서 질환이 있는 경우 급성 병변과 만성적 질환을 구분하여 관찰하였다. 인체가 피부 병변이 있는 경우 그쪽으로부터 많은 생물광자가 측정되었다. 만성적인 병변에서도 마찬가지로 측정치가 높았다. 그러나 이 측정치가 높다고 해서 측정하기 쉬운 크기가 아니고 이 약한 세기의 광자는 적어도 30분은 측정하여야 했다. 오랜 시간을 측정할수록 signal-to-noise의 비율이 높아져 측정치의 신뢰성이 증가한다. 만성병이지만 갑상선 기능저하증 환자에서는 측정치가 떨어진다. 갑상선이 제거된 환자의 손가락에서 측정한 생물광자의 방출도 감소되어 생물광자의 방출은 기초대사율과 관련성이 있지 않은가 하였다.

Cohen과 Popp는 다발성 경화증이란 환자에서 정상인에 비해 방출되는 측정치가 높다고 보고하였다. 그리고 우측과 좌측의 측정치가 다른 것을 또 다른 주안점임을 제시하였다. 이 점에 대해서는 우리나라의 몇 연구자들도 세계적인 잡지에 그 연구 결과를 보고한 바 있는데 그것은 7명의 반쪽 뇌성마비 환자들에 관한 내용이다. 즉, 양쪽 손의 생물광자를 측정해 본 결과 정상인의 경우 좌우가 다른 경우는 약 25% 정도인데 어느 쪽이든 한쪽의 뇌성마비가 온 경우는 측정을 한 환자 7명 중 4명에서 그 차이를 확인하였다. 다른 3명도 차이는 있었으나 정상 범위 내이었다. 이렇게 좌우가 다르게 측정되는 것은 의학적으로 적용의 가치가 있었으므로 많은 연구자들이 관심을 가졌다.

이 좌우의 다름에 영향을 미치는 또 다른 요소로써 연령과 성(性), 그날의 생리적 리듬이 있는데 이러한 사항에 대한 연구에서는 하루의 상태에 따라서 그리고 체위가 어디냐에 따라 분명한 차이가 있음을 밝혔으나 한 개인의 일 중 변화의 규칙성 등 고정적인 변화가 있다는 결론에까지는 이르지 못하였다. 그러나 Cohen과 Popp는 계절적으로 손에서 다른 계절에 비해 여름에 방출량이 많다는 등을 보고하여 오랜 기간으로 봐서는 규칙성이 있다고 주장하였다.

나이가 미치는 영향에 대해서는 나이가 많을수록 자연적 생물광자의 방출이 더 많다는 보고가 일반적이다. 이러한 이유는 산화 스트레스의 증가가 이루어낸 결과로 보고 있다. 성별 차이에 따른 생명광자의 방출량 측정의 차이는 뚜렷하지 않다. 중국이나 우리나라에서 질환은 음양오행의 자유로운 조화가 그 균형을 잃었을 때 찾아온다고 한다. 음은 좌측, 양은 우측을 대표하며 이 좌우는 평소에 그 균형을 잘 유지하고 있다. 그러나 경우에 따라 좌우의 균형을 잃게 되는데 그와 동시에 우리 인체의 에너지의 원활한 흐름에 지장이 발생한다. 그 결과 위아래의 균형도 무너지면 원활한 기의 흐름은 더욱 억제되어 명문혈을 중심으로 모여들던 기가 약해지면 심지어 사망에 이르게 된다. 좌우에 차이가 있는 뇌성마비의 환자들에게 침을 놓고 좌우의 생물광자 방출량의 차이를 극적으로 줄였다는 연구 보고도 있다. 동양의학에서 말하는 경혈점에서 생명광자의 방출이 그렇지 않은 위치에서보다 더 많이 측정된다. 그리고 침을 놓거나 레이저 광선 침을 적용하면 그 방출량은 더 많아진다. 그리고 부황과 같은 일로 피부를 자극하는 방법도 방출량을 증가시켰다는 보고가 있다.

일본에서는 기공하는 사람들을 대상으로 생물광자의 방출량을 측정하였는데 명확한 결론은 내리지 못하였다. 그러나 잠정적인 사항으로 모든 대상자에게 유의한 결론에 이른 것은 아니지만 일반적으로 명상을 하면 방출량이 떨어지고 의식에 따라 손가락 등을 통해 기를 내보낼 때는 방출량이 증가함을 관찰하였다. 이는 명상 시에는 생물광자의 흐름이 안쪽으로 쏠려 체내의 장기로 향하여 체외의 에너지 강도가 떨어져 있고, 질환의 영향을 받는 등의 이유로 그 균형이 깨어지면 생명광자는 균형을 맞추기 위한 대응으로 또는 각 장기가 가장 기초적인 상태를 유지하려는 대응으로 생명 광자가 방출되어 증가하는 것이 아닌가 한다. 이러한 상태와는 달리 기공을 하는 시술자가 기를 의념작용을 일으켜 기를 방출하는 것은 별도의 특별 상태로 본다. 이때 방출된 기는 대상 인체에 부족한 에너지를 보충하여 좌우의 에너지의 불균형을 균형 상태로 복원하는 데 기여할 것이다.

Sauermann 등은 1980년대에 피부에 자외선, 초음파, 과산화물을 바르거나 항산화제를 발라서 생명 광자의 피부로부터의 방출량 측정을 많이 시행하였다. 피부의 산화-항산화 상태를 알려면 지금까지의 방법은 피부를 제거하여야 하는 침습적 방법을 써야 하는데 이 생명 광자의 방출량을 측정하는 방법은 비침습적이고 간단한 방법이어서 향후 피부에서 산화작용을 측정할 수 있는 독특한 방법이 될 전망이다. 피부에서 발산되는 생명광자는 햇볕에 노출되년 방출이 증가되고 체온이나 습도, 로숀 등을 발랐는지의 피부의 조건과 함께 옷을 입은 상태, 정전기와 같은 마찰력이 영향을 끼친다. 인체의 측정을 하려는 대상 위치의 혈액 순환의 정도도 중요하며 측정 시 몸의 자세도 영향을 미치고 환자의 의식 상태도 영향을 미친다.

우리 인체에서 발산되는 광자는 개체마다 다르고 인체의 위치에 따라 다르다. 그리고 대칭적인 발산을 확인하는 것도 중요한 일이며 이를 위해 측정 방법에 있어서도 1차원 내지 2차원 기록 방법을 조합 적용하여야 할 것이다. 색깔로 표현하는 것은 발산되는 광자의 강도가 약해서 표현하기가 쉽지 않으나 더 연구하면 가능하다고 보고 있다. 이때까지의 연구는 과거 30년 동안 별로 없었고 또한 산발적이어서 생명광자와 연관하여 건강과 질환 상태에 관해서 그리고 정신 상태와 침을 놓는 것에 관련하여 뚜렷한 결론을 내릴 수가 없었다. 이에 대한 연구가 앞으로 더 진행되어야 할 것이다.

최근에 들어서 생명 광자에 대한 논문이 점점 늘고 있다. 독일의 Popp 등은 약 200명 정도의 사람들을 대상으로 5-6개월 동안 매일 조사하여 다음과 같은 사실을 주장하였는데 그것은 인체 좌우의 생명 광자의 방출이 대칭적이라는 것과 14일, 한달, 3달, 9달식으로 생물학적 리듬이 있고 좌우의 대칭이 깨어지는 것이 질환의 상태라는 것과 에너지 정보를 인체의 한 지점과 다른 지점 사이에 연결해 수는 채널이 있다는 사실이다. 이러한 사실들의 관찰은 생명광자의 측정이 인체의 조절 기능이 어떻게 작동되고 있는 상태인가를 점검할 수 있는 비침습적이고 아주 효율성이 좋은 측정 방법이라는 것이다. 뿐만 아니라 음식의 질을 평가하는 데도 좋은 측정 수단이 된다.

생명광자의 방출은 비교적 안정적으로 측정되는데 cm2당 초당 약 2-3개부터 100개 이상의 분포이다. 그러나 일정한 측정치를 보이던 대상자도 측정 부위의 차이, 측정 시간에 따라 2-3시간 내에 측정치가 10배까지 올라가기도 한다. 건강한 사람은 상대적으로 낮은 생물광자의 방출량이 측정되지만 지연된 발광은 상대적으로 그 세기가 높다. 일반적으로 기초적인 생물광자의 방출과 지연 발광의 사이는 역의 상관관계를 갖고 있다. 생물광자는 한마디로 불타는 초와 같다. 양초의 불은 바람이 불면 더욱 빛이 발하고 양초는 빠른 시간 내 소모된다. 빛을 발한다는 것은 다시 말해 생물광자의 방출이 많다는 것이며, 양초가 바람에 흔들리듯이 생체가 질환에 부대껴 안정감이 떨어져 있다는 말이다. 생체의 안정성이 붕괴되면 복원하려는 힘이 작용되며 이때 세포의 핵으로부터 지시가 떨어진다. 독성 물질이나 염증 물질이 세포를 자극하면 DNA로부터 이를 보호하려는 에너지, 정보장이 작동하며 이는 세포내의 DNA로부터 빛을 발하는 것으로 시작된다.

생물광자의 방출이 증가한다는 것은 분명히 생체가 생명 활동의 왕성함을 보이는 것이다. 그러나 만일 죽어가는 생체라면 어떤 반응을 보일 것인가? 생물광자의 방출량은 떨어질 것이고 이는 양초가 이미 다 타고 소멸되었다는 뜻이기도 하다. 질환이 있으면 생물광자의 발생이 증가한다. 그러나 질환으로 환자의 생명이 다하면 그 발생은 감소하다가 중단될 것이다. 그러면 어느 시점에 그 발생량이 감소할 것인가? 그 감소하는 시기가 환자의 생존력이 바닥임을 암시하는 측정치가 될 것이다. 식물인간은 어떠할 것인가? 식물인간의 뇌의 기능은 생존 자체를 위한 정도만 살아 있고 나머지 뇌기능은 죽어 있다.

뇌를 제외한 신체는 정상적으로 살아 있다. 이러한 경우 생물광자의 발생은 일반적으로 더 증가되어 있을 것이다. 이에 해당하는 연구 보고는 아니지만 앞서 기술한 바와 같이 2003년 Cohen과 Popp는 다발성 경화증이란 전신 신경 기능 장애 환자에서 측정치가 증가되어 있음을 관찰 보고하였다. 뇌사 환자는 다를 것이다. 상태의 복원 시점이 지나버린 만큼, 신체의 각 장기의 세포에서 산발적인 생물광자 방출의 증가는 있을 수 있겠으나 전체적으로 그 발생량은 감소할 것이다. 이러한 측면에서 이 생물광자의 측정은 환자의 상태를 파악하고 예후를 판단하는 과학적인 자료가 될 수 있다고 본다. 이쯤에서 기와 생명광자는 어떤 관계이고 소위 기공을 한다는 것은 어떤 영향을 미칠 것 인지에 대해 집고 넘어갈 필요가 있다.

기와 생물 광자 그리고 토션장

기는 에너지 정보장이며 유전자의 작용 이전에 유전자의 일상적인 작용을 제어하고 활성화 하는 일을 하는 생체의 선천적인 원기이다. 정보장이라고 하였는데 전기가 있으면 전기장이 있고 질량이 있으면 중력장이 있듯이 생체가 있으면 정보장이 있다. 이 정보장은 현재까지 알려지기에는 파동의 에너지이고 시그날이라고 하고 이 파동은 세포내의 원자나 전자가 회전할 때 생기는 에너지의 총합체라고 한다. 이를 토션장(스핀장, spining system)이라고 하는데 이 토션장이 치료에 관여하는 상태일 때는 한 세포가 다른 세포에 영향을 줄 때인데 이때를 특히 동적인 토션장이라고 한다. 정적인 토션장 상태에서는 그 에너지의 양이 너무 작아서 측정할 수 가 없으나 동적인 상태에서는 측정이 가능하다. 이 토션장, 토션파에 대해 프랑스의 벵베니스트 박사는 많은 관심을 갖고 연구 결과물을 발표하였다. 그러나 그는 이 토션파와 연관된 동종요법에 관해 발표하였다가 비과학적인 사실로 주위를 현혹시켰다는 불명예를 안고 국립의학연구소의 면역의학부 책임자 자리를 박탈당했다. 발생되는 세포 핵 내로부터의 토션파는 다른 세포에게 agonist-receptor의 관계성 없이 영향을 줄 수 있다는 것이다. 그 이유는 이 토션파는 빛의 속도보다 빠른 파동이기 때문이다.

이 토션파의 발견으로 지금까지 설명 못했던 비과학적인 대체의학효과를 설명하게 되었는데 대표적인 것이 동종요법이다. 동종요법은 말라리아에 키니네를 복용시키고 매독에 수은을 복용시켰는데 효과가 있었던 과거의 요법이다. 키니네나 수은을 복용시켰던 이유는 그러한 약제 중독이 되었던 환자들의 증세가 말라리아와 매독과 너무 유사하였기 때문에 그 약제들을 최대한

으로 희석시켜 복용시킨 예가 있었는데 환자들이 회복되었고 이에 대해 의학계는 현재까지도 시원한 설명을 못하고 있다.

이 동종요법에 대한 설명이 이 토션파로 가능해졌다. 이 약제들을 이 질환이 인체에 미치는 정보 에너지장의 파동을 그대로 갖고 있었던 것이다. 약제를 최대한 묽게 하면 이 약제가 가진 독성은 모두 사라지지만 물에 이 약제의 파동이 각인(imprint)되어 있어 같은 파동은 질환의 파동을 상쇄시키는 방향으로 작용(homeotherapy)하고 질환이 오기 전에 미리 복용하면 이 파동은 인체의 면역계, 신경계, 내분비계에 영향을 주어 대비하게 하여 질환이 범하여도 가볍게 넘어갈 수 있도록 예방시킨다(isotherapy). 이러한 치료 효과는 요(尿)요법에도 적용되고 있으며, 우리나라보다 일본에서 많이 행해지고 있으나 요요법 특성상 주위 사람 모르게 실천하는 사람이 많은 대체의학 방법의 하나이다. 요(尿)요법이란 특히, 아침 식전에 아침 첫 중간소변을 위생적으로 약 200cc를 받아 마시는 요법으로 이 요요법의 적용 대상 질환은 그 범위가 넓고, 특히 본인이 남에게 말하기 힘든 자기만의 질환에 효과적이다. 예를 들면 변비, 피부병이나 비만 등등에 효과가 있는 것으로 알려져 있는 자연, 대체요법이다.

노선파를 이용하여 이 요요법이 왜 효과적인가를 설명하는데 그 내용은 다음과 같다. 즉, 본인의 소변이 만들어지면서 본인의 인체에서 만들어진 여러 가지 문제점에 관한 파동이 혈장에 각인되어 있고 이것이 그대로 소변으로 배출되었기 때문에 본인의 인체의 상태를 가장 잘 반영한 맞춤의학이 된다는 것이다. 이 요요법을 규칙적으로 하는 사람이라면 독감이 오기 며칠 전부터 본인의 인체는 감지하여 그 파동(토션파)이 소변에 각인되어 있었고 보통은 버려지는 소변을 마심으로써 토션파의 치료 효과를 미리 인체에 전하게 되고 이에 따라 독감을 예방하고, 또는 독감의 정도를 더 완화시킨다는 이론이다.

그러나 의학계에서는 이 요요법이 아직까지 설명할 수 없기 때문에 비과학적인 방법으로 개인 차원에서나 할 수 있는 요법으로 여겨지고 있다. 또한 아직까지 분명하게 확인되어야 할 사항이 더 있는 것으로 보인다. 이 요요법에서 주의해야 할 사항은 신부전이 있는 환자는 이 요요법을 시행해서는 안 된다는 것이다. 왜냐하면 신부전이 있는 환자는 체내의 요독 자체의 배출이 떨어져 있는 사람이므로 요요법을 하면 요독의 인체 내 축적을 유도할 수 있기 때문이다.

이 토션파의 등장은 이제까지 설명하기 힘들었던 피라미드구조 밑에서 치료 효과와 우리나라에서 많이 이야기되는 수맥의 인체 효과 및 달마도의 인체에 미치는 효과 등 이러한 여러 가지 효과에 대해 이제껏 설명은 되지 않았던 것에 대해 설명이 가능하게 되었다. 즉 이러한 지형, 구조물이나 그림에서 바로 토션파가 나온다는 것이다. 달마도 같은 것은 복사를 해도 그 방출되는 토션파에는 변함이 없어서 치료 효과는 같다고 한다.

기와 기공, 토션파와 생물광자에 대해 좀더 직접적으로 말하고자 한다. 기라는 것은 한마디로 에너지이다. 이 에너지는 우리 인체의 아주 깊숙한 곳에서 선천적으로 움직이는 선천적인 원기이다. 이 원기는 그 생체를 살아 있게 하는 근원이며 이 근원은 우주와 맞닿아 있다. 우리 인체를 보더라도 한 세포의 핵은 인체의 전체의 정보를 다 갖고 있다. 다시 말해 부분이 전체인 것이다. 그래서 한 생체가 우주의 정보를 가지고 있다는 말이 성립되는 것이며, 이 우주는 꽉 차있는 토션파로 밀접히 연결되어 있다. 이것이 바로 기이다.

한 개체의 원기는 바로 우주의 원리이다. 기공을 한다는 것은 기 에너지의 흐름을 제어하고 증대시키는 공을 드리는 과정이다. 명상과 기공 훈련을 통해 우리는 이 우주의 원기에 대한 문호를 여는 데 가까이 가야 한다. 세상의 생체는 필히 사멸한다. 그러나 한쪽에서는 생식하여 새로운 생체가 생겨나니 전체적으로는 별로 바뀌는 것이 없다. 그러나 우리의 의식은 죽음의 공포나 욕망의 포로가 되어 스스로를 얽매고 자연 생체 의식에서 스스로를 멀리멀리 보내고 고립시켜 병이 생긴다. 우리는 생체이므로 필히 죽겠지만 우주의 진기, 우주에 꽉 차있는 토션파와 우리가 죽어도 변함없이 우주에 꽉 차있는 인체 내의 유전자를 제어하는 에너지 정보장을 이해하여야 한다. 이러한 이해는 인체의 기능을 원활하게 하고 병이 없게 하고 행복하게 하는 데 기여할 것이다. 그리고 생체 내의 에너지장 내의 불균형으로 생긴 질환은 치유되는 효과를 볼 것이다. 따라서 기는 생물광자 그 자체는 아니다. 그렇지만 아주 밀접한 관련성이 있어 보인다. 즉 기가 충만하고 그 흐름이 원만하면 몸의 에너지가 충만하여 생물광자의 발생을 구태여 할 필요가 없어진다. 기의 흐름이 좋고 건강하고 젊으면 생물광자의 소모는 그만큼 줄어든다.

어떻게 보면 기와 생물광자간의 관련성은 서로 반비례의 관계이다. 기를 훈련하고 기가 인체에 충만한 상태라면 기공의 훈련을 통해 신체 내부의 주요 장기쪽으로 기의 사용이 효율적으로 바뀌게 되고 그래서 생물광자 발생량과 혈액 내 흐름이 감소하게 된다. 기공을 시술한다는 것은 환자의 약하고 흐름이 원활하지 못한 에너지를 강하게 흐를 수 있도록 보태 주는 작업이다. 그래서 결국 환자의 몸이 주요 장기에서 발생하는 생물광자의 양을 감소시켜 환자의 상태를 안정시키는 에너지 요법이다. 에너지를 보태는 방법이다보니 기능적인 불균형 상태나, 세포의 재생 등의 치유력 자체의 증강 등에는 효과적이나, 강한 감염증이나 고름 같은 세포의 괴사가 동반하여 생체가 이미 죽은 병변이나, 가벼운 출혈이 아니고 더구나 짧은 시간에 이루어지는 대량 출혈 같은 질환에는 현대의학 치료 지침이 효과적인 치료법이다.

생명, 우주에너지로써의 기(氣)

기(氣)란 생명에너지 또는 생체에너지로 불리기도 하며 기는 빛과 같은 의미를 지니고 있다. 기란 +(양) 성질을 지닌 전기성과 -(음) 성질을 지닌 자기성으로 음양의 결합 관계를 유지하며 모든 만물의 원천적 에너지로써 모든 사물에 우선인 태극에 해당한다. 기는 두 가지의 기가 있다. 방금 이야기한 태극을 기(氣)라고 한다면 우리의 체내에서 뜨겁게 뭉쳤다가 흘러 다니는 물리적 기는 기(炁)라고 한다.

기는 해부학적으로 분해하여 색깔이나 모습을 표현해낼 수 없는 생명에너지이지만 그 색채를 구태어 표현한다면 옥빛, 푸른 빛을 띠며 그 빛의 존재는 황홀함으로 다가오는 우주에서는 가장 아름답고 성스러운 모습으로 존재한다. 기는 열과 빛을 필요로 하며 음양의 조화에 의해 존재한다. 생명력의 표현은 기가 움직임으로써 나타나고 우주와 자연과 인체를 연결해주고 오묘한 법칙에 의해 움직이고 있다. 기는 극미한 입자라면 입자이고 파동이기도 하지만 육안으로는 확인이 되지 않는 그러나 기감으로는 확인할 수 있는 존재이기도 하다. 또한 우리 주변에서 기의 존재를 간집직으로 확인할 수 있는 방법은 영구자석이나 전자석의 전자기장으로 확인할 수도 있다. 기가 실존하면서도 확인이 안 되는 것은 에너지를 측정할 수 있는 과학기술이 아직 발달되지 않아서인데 최근에는 미약한 세기를 측정하는 방법이 개발되고 있다.

하지만 분명 우리 주변에 영구자석이나 전자석의 힘이 존재하듯이 기의 형태나 느낌은 공기가 좋은 산에 가서 하늘을 배경으로 가만히 응시하고 있으면 하늘에 수없이 떠다니는 기의 알갱이를 볼 수 있고, 명상의 상태에서 두 손의 손바닥을 마주 보게 하고 손바닥에 의식을 집중하고 있으면 두 손바닥 사이에 뜨겁고, 서로 밀기도 하고 당기기도 하는 미약한 힘을 느낄 수 있고, 약간 어두운 방에서 손을 펴서 손가락 끝을 응시해서 가만히 보고 있노라면 손가락 주위를 싸는 푸른빛이 도는 에너지층과 같은 것을 발견할 수 있다. 이러한 방법에서 우리는 생활에서 간단히 간접적으로 확인할 수 있다.

우주에너지인 생명에너지는 풍부한 자기장이나 전기장에 비하여 비교가 안 될 정도로 약하여 현재 존재하는 측정 기구로는 또 측정 방법으로는 측정하기가 어렵다. 기공 수련 시 느끼는 기감과 자석에서 느끼는 느낌과는 질적으로 다르다. 예를 들면 똑같은 바람일지라도 인공적인 선풍기에서 흘러나오는 바람과 자연에서 불어오는 자연풍하고는 그 질적인 측면에서 크게 다르듯이 영구자석이나 전자석의 자기장은 자연적인 우주에너지인 기하고 많은 차이가 있다. 인공적인 에너지와 자연적인 에너지의 강도는 양적인 면에서 큰 차이가 있고 질적인 측면에서도 분명한 차이점이 있다. 인공적인 에너지를 축적하듯이 우주에너지인 기를 집기판(集氣板)에 의해 기를 축적한 후 인체에 전자기장을 풍부하게 공급해주는 기계를 개발하는 것은 신소재인 초전도체의 개발과 기를 예민하게 감지하고 모으는 집기판만 만들면 이론적으로 가능하다.

여기서 초전도란 어떤 종류의 금속이나 합금을 절대영도 가까이까지 냉각하였을 때, 전기 저항이 갑자기 소멸하여 전류가 아무런 장애 없이 흐르는 현상을 말하며 초전도체로 핵물리학의 분야에서 기포 상자의 전자석이나 가속 장치의 이온류 집속용 전자석 등에 쓰이는 초전도자석이 있다. 초전도체는 전기 저항이 없어 저항에 의한 발열, 열손실을 막을 수 있고, 세기가 큰 전류를 흘려서 강한 자기장을 만들 수 있기 때문에 초전도체를 이용한 전자석의 실용화가 연구되고 있다.

고도의 집중적인 수련을 할 수 없는 일반인들에게는 이러한 기계를 통해 기를 축적할 수 있다면 여러 가지 면에서 좋은 효과를 거둘 수 있지 않나하는 생각에서 역사적으로 여러 연구가에 의해 연구가 시도되었다. 캐나다의 발명가, 전기 기술자 Stephen Barrie, 뉴질랜드의 전기 기술자 로버트 아담스, 미국의 전기 기술자 헨리 모레이, 프로이드의 수제자 의사인 오스트리아 빌헬름 라이비 등은 모양은 달랐으나 이 기에너지를 축적할 기계를 만들려고 노력했던 사람들이다. 그러나 결과적으로 현재까지 기의 축적을 축전기처럼 축적할 수 있는 기계가 발명되지는 않았다.

기란 생성과 함께 소멸, 소모되는 것이 본성이라 하루하루 기를 그 생체에 맞게 받아쓰고 그날 버려서 매시간, 매일, 매주에 따라 순환하는 것이지 축적되는 따위의 에너지가 아니다. 중국의 기공사들은 기를 상, 중, 하단전에 축적하여 도인, 기인이 된다고 한다. 그래서 그들은 자신의 기를 사용하여 다른 사람을 치료하는 것은 본인의 기가 빼앗긴다고 생각한다. 그러나 기는 축적되는 것이 아니므로 본인이 그날 쓰지 않으면 그 기는 저절로 소멸되고 그 다음날은 다시 기본적인 것으로부터 시작된다. 오히려 기공을 사용하여 많은 사람에게 혜택을 베푸는 경우 기의 기본적인 힘이 더 증가하지 않을까 한다. 왜냐하면 기공을 발휘하는데 있어 개개인의 차도 분명히 있기 때문이다.

기는 이 우주에 꽉 차 있는 에너지이다. 흩어져 있는 이 에너지는 너무 커서 개인의 축적을 용인하지 않는다. 기의 본질은 무이다. 아무것도 없는 무가 아니라 꽉 차 있는 무이다. 우주의 진공은 아무것도 없는 것으로 보이지만 다차원의 세계가 전개되어 있고 거리와 시간을 초월한 완벽한 존재로서의 세계가 있을 뿐인데 이것이 태허의 세계이다. 음양 이전의 세계를 태극(太極)이라 하며 이는 기의 세계를 전제로 한 것이다. 그러나 기의 존재 이전의 세계는 무극(無極), 태허(太虛)로 불린다. 이것은 무의 세계이며 지구 밖 진공의 세계이며 우주 전체의 세계이다. 현재까지 만유인력, 중력, 전자기력 등의 힘이 발표되어 있지만 기는 이러한 힘 이전의 세계이다. 우주에 범발적으로 흩어져 있으나 속으로 감춰져 있는 다차원의 세계, 그래서 아직 과학적으로 규명이 되지 않는 세계로 남아 있다.

그러나 분명한 것은 우리의 몸이 바로 우주라는 이소성(unlocality)의 진리를 이해하는 것이 기의 존재에 접근하기 위해 필요하다. 인체가 우주의 축소판이고 사람의 뇌가 우주의 축소판이므로 우리 몸은 안에 있는 기의 세계를 분명 몸이 느낀다는 것이다. 예를 들어 우리가 눈을 감아도 보이는 빛이 우리 몸 안에는 있다. 이것이 바로 우주 에너지인 생명 에너지이다. 만질 수도 보이지도 않는 것이지만 자장력이 느껴지듯이 손이나 발끝에 짜

릿한 감각으로 다가오기도 하고, 뜨거운 기운이 흘러가는 감각으로 그 존재를 확인할 수 있다.

기는 전자기성으로, 전기성과 자기성이 충돌된 열로 확인되는 것 이외에 빛으로 눈을 감은 상태에서 확인할 수 있다. 외부에서 느끼는 빛과 내부에서 느끼는 빛의 질은 차이가 날 수 있다. 외부에서 보이는 빛에 비해 내부의 빛은 밝고 찬란하지만 외부의 빛처럼 열이 있지는 않다. 오히려 차가운 승화된 빛이다. 기의 수련을 통하여 밖에서는 보이지 않는 기의 존재를 눈을 감고 확인할 수 있다. 눈을 감고 확인할 수 있다는 것이 어떻게 가능할까? 과학적으로도 가능성이 있는 것으로 망막의 전류가 있다. 이 전류는 전극의 한쪽을 각막 위에, 다른 한쪽을 신체의 다른 부위에 놓으면 기록되는 전류이다. 빛을 보내면 이에 대한 적응 상태와 빛의 강도에 따라 전류의 방향이 다르게 기록된다. 이 망막 전류를 뇌가 인지하는 것이 아닐까 한다.

우리가 사물을 본나는 것은 사고를 하고 기억한다는 인지의 기능만큼이나 신비로운 인체 기능이다. 색채이론은 인체 중에 눈에 초점을 두고 있다. 우리들 속에 신 자신의 힘이 살아있지 않다면 환상적인 색채에 우리 눈물 어떻게 매혹시키겠는가? 하고 괴테는 반문하였다. 그후 과학이 발달하여 알려진 눈과 뇌의 관계에서 기의 작용을 한계가 있지만 유추해 볼 수 있다.

간상세포에서 나오는 전류와 원추세포에서 나오는 전류는 서로 다르다고 알려져 있는데 빛의 자극을 받아들이는 시세포는 그 모양이 막대 모양인 것은 간상세포, 원추모양인 것은 원추세포라고 한다. 주행성 동물의 망막에는 원추세포가 많고 야행성 동물의 망막에는 간상세포가 많다. 간상세포는 어두운 곳에서의 시각을, 원추세포는 밝은 곳에서의 색의 시각을 느낀다. 간상세포에는 시홍(로돕신)이 함유되어 있다. 원추세포에는 이오돕신이 함유되어 있다. 이 로돕신이나 이오돕신은 빛을 받았을 때 반응하는 망막의 표면에 존재하는 물질이다. 로돕신은 아주 약한 광감도에도 예민하게 반응하며 이오돕신은 파장 555nm의 황록색에 가장 밝게 감각한다. 이보다 파장이 증가하거나 감소하면 밝기의 감각은 약해진다. 이것을 망막에서의 시감도라 한다.

사람은 밤에 잘 볼 수 없는데 동물은 어떻게 잘 볼 수 있을까? 사람이 못보는 이유는 밤에 빛이 있지만 사람이 인지할 수 있는 영역의 빛이 없기 때문이다. 사람이 보이는 범위 내에서도 시감도를 밝은 곳의 시감도와 어두운 곳의 시감도로 구별한다. 일반적으로 시감도라 할 경우에는 밝은 곳의 시감도를 말하는데 어두운 곳의 시감도에서는 간상세포의 감도가 파장 510nm로 최대가 되며, 청색빛에 대한 감도가 높다. 이 때문에 어두워짐에 따라 최대감도는 황록색에서 청색으로 이행된다. 그래서 외부에서는 비록 캄캄한 밤일지라도 약한 빛은 존재하기에 이를 통해 눈을 감아도 빛을 감지할 수 있게 된다. 뿐만 아니라 피부에서 빛을 감지하는 색소체도 있다고 한다. 즉 빛은 눈뿐만 아니라 피부를 통해서도 인식될 수 있다는 거이다.

빛이 눈 속으로 들어오면 신경의 흥분이 시신경에 모여서 대뇌에 전달되어 시기능이 성립된다. 막대 모양을 하고 있어, 로드

(rod)라는 별명을 가지고 있고 명암을 느끼는 간상세포는 원추세포와 섞여서 같은 열에 늘어서 있으나, 그 수가 훨씬 더 많다. 시각이 가장 예민한 황반 쪽은 간상세포가 없고, 색채를 느끼는 원추세포만이 모여 있다.

기 수련 명상 시에 느끼는 기의 흐름을 빛으로 느끼고 눈으로 본다. 이러한 현상에 대해서는 밖에서 빛이 들어오는 상태가 아니고 체내에서 광자(기)가 작용하여 빛이 보이는 현상이므로 후두엽의 시중추에서 일어나는 작용일지도 모른다. 또는 시중추(視中樞)는 보는 기능에 적응되어 있으므로 기의 흐름이 시중추에 자연스럽게 모이게 되면 과거에 보았거나 마음속에 내재되었던 형상이 현현되어 나타나는 것이 아닌가 한다. 아니면 실제로 볼 때와 똑 같은 전류의 흐름이 기의 작용으로 눈은 감고 있지만 간상세포와 원추세포를 거쳐 망막에서 일어나고 전달되고 있을지도 모른다. 이에 대해서는 더 많은 연구가 필요하다. 즉, 신경과 연관된 망막 변화에 내해 세밀한 전기 생리적 변화에 대한 연구가 필요하다.

눈의 망막에 있는 로돕신이나 피부에 있는 크립토크롬으로 들어온 빛은 뇌의 송과체와 연결된다. 빛과 연관성이 큰 멜라토닌(송과선 분비호르몬)은 어두운 곳에서 멜라토닌의 양이 증가하는데 이 멜라토닌이 눈의 망막 전류의 흐름과 그 상관성이 있을 것으로 보인다.

기는 빛과 연관성이 큰 것으로 보인다. 현재로는 빛의 증명을 과학적으로 분석하기에는 한계가 있어 어렵지만 인체 내부에서는 수련을 통하여 그 존재를 확인할 수 있다. 비록 마음 깊숙한 눈을 통해 기를 확인한다 하더라도 한 조각의 기를 분석하기 위해 미묘한 세계를 들여다볼 수 있는 높은 수련의 수준이 아니고서는 힘들다. 보통의 수련자들은 많은 기가 뭉쳐져 있는 알갱이 형태에서 기의 존재를 느낀다. 기의 존재는 보통은 충돌을 통해 발생된 열과 빛으로 기수련자에 의해 확인된다. 이 기감은 수련의 정도가 축적되면서 빛은 더 선명해지고 열은 더 뜨거워진다. 이렇게 연단된 기는 단(丹)으로 변하여 단전에 축적되어 수련자의 기본적인 기의 힘은 나날이 증가한다. 빛은 생명 창조의 근원이자 힘이다. 빛을 통해 생명이 탄생되고 또 소멸되어 가며 빛과 기와의 관계는 밀착되어 있다. 빛과 기와의 관계는 더 두고 연구해볼 만한 가치가 있지만 분명히 밝혀둘 것은 기가 발전되면 빛으로 나타난다는 사실이다. 수련을 통하여 주위에 감도는 빛을 느낀다면 그의 수련은 이미 상당한 경지임을 말한다.

기의 형태는 처음에는 자장력의 세기로 나타나다가 이후 짜릿한 전기성으로 바뀌어 나타난다. 이 기의 세기가 더 위력적으로 바뀌면 기는 경락을 따라 빛의 형태로 순환하며 그 세기가 기하급수적으로 증가한다. 여기서 기의 성질은 전기성과 자기성이 하나로 합쳐진 오묘한 형태이다. 음양의 관계처럼 +(양) 성질을 지닌 전기성은 양의 성질을 지녔고, −(음) 성질을 지닌 자기성은 음의 성질을 지니고 우주에 떠다닌다. 심장에서 흘러나온 전기와 철분이 풍부한 혈액의 자기성이 전자석의 원리에 의해 점증되고 모여진 기는 우주와 연결력을 갖고 유지된다는 것은 아무것도 보이지 않는 세계에 대한 신뢰감과 사랑의 관계를 확인시켜 준다. 이는 강력한 힘이 되어 우리의 몸을 강화시킨다. 이렇게 기는 우주를 포함하여 우리 몸 안에서도 자생하고 있다는 사실을 보여주는데 이러한 사실을 깨달은 인체는 우주의 치유력, 자연치유력을 경험하게 된다.

기의 내부에는 깊이 움직이는 또 다른 존재가 있다. 이는 기 이전의 세계이다. 우주의 구심점에서 기가 없었다면 어쩌면 혼란에 빠져들 수도 있었을 것이다. 이 기는 영적으로 승화된 기이다. 다행히 우주를 떠받치고 있는 중심된 기가 있기에 우리는 안정되어 있다. 지금까지 설명해 온 기는 물리적인 기이었다. 그러나 단전에 형성되어 있는 물리적인 기만으로는 우주의 사상과 고요의 극점에 도달할 수 없다. 여기에 도달하려면 기가 영적으로 승화되어야 할 것이다. 우주사상이란 하늘의 뜻과 자연의 섭리를 익히고 흔들리지 않는 마음가짐으로 끝까지 가고자하는 금강석 같은 마음이라고 보면 된다. 가다보면 험난한 길이 산적해 있다. 이것을 뚫고 나가기 위해서는 수없이 똑같은 길을 걸으면서 새로움을 발견하고 그에 힘입어 정진해 나가는 굳은 마음이 필요하다. 생사를 초월하는 마음가짐으로 정진해 나가다보면 생사에 대한 초탈을 경험할 수도 있다. 단순히 다람쥐 쳇바퀴 돌듯이 도는 것이 아니라 더 효율적으로 움직일 수 있는 원리가 있다면 그것을 강구하고 연구하여 자신만의 독특한 방법을 세워나가야 할 것이다.

물리적인 기는 건강적인 측면에서 좋고 또 마음을 안정시키는 정도의 편안한 상태를 만들어 주고 기초를 다지는 기반이라고 한다면 영적으로 승화된 기는 그 위에 지어 완성된 건축물이라고 표현할 수 있다. 이 둘은 모두 다 중요하다. 어느 한쪽만을 치우친 상태는 완성된 결과에 이를 수가 없다. 끊임없는 수련과 아울러 우주와 교섭하는 체내의 힘의 본질에 대한 성찰이 같이 공존함으로써 +(양) 성질을 지닌 전기성과 −(음) 성질을 지닌 자기성을 지닌 비물질로써의 물리적 기가 음양의 조화 속에서 우주를 떠돌면서 생명을 잉태시키고 활력을 불어넣어주며 소멸하는 영적인 기로 승화되고 우주 자체의 성립 과정을 겪는다.

이러한 우주의 본질에 대해 최근 물리 이론에서 설명하고자 하는 내용이 있다. 이것이 토션 이론이다. 토션 이론에서는 이 우주는 음성적 에너지를 띠고 있는데 햇빛과 같은 광선이 비치면 이 음성 에너지는 전자로 바뀌고 그 자리는 비게 된다. 비게 된 자리에는 전자와 같은 성질이나 전하가 반대인 양전자가 나타난다. 우주 진공에는 단지 반대의 전하가 존재하는 것뿐 아니라 각각 다른 방향의 스핀을 갖는 전자와 양전자의 파동 형태의 패키지로 가득 차 있다고 설명하고 있다. 서로의 스핀이 서로를 보상하고 있기 때문에 전하는 물론 스핀도 그 모습을 나타내지 않는다. 그래서 이렇게 상쇄된 상태에서 전자와 양전자가 만나면 이 두 입자는 서로 사라지고 이어 두 개의 빛이 생성된다. 생성된 두 개의 빛은 반대 방향으로 나아간다. 서로 다른 방향의 스핀의 쌍으로 가득 차 있고 우주의 공간은 하나로 단일하므로 여기에서의 움직임은 동시에 멀리 떨어진 곳에서의 움직임으로 나타나는 초광속 통신이 일어난다. 인체에서는 손가락이 아파도 동시에 두통이 있는 현상이다. 이것이 이소성(unlocaliby)의 진리이다.

토션파*와 기

태허란 노자의 무나 불경의 공즉지색의 공(空)과는 다른 실체이다. 즉 시간과 공간을 뛰어넘는 우주의 꽉 찬 실체이다. 이 실체가 기의 본질적인 본체로써 기의 개념을 말하는 것이라고 유물론적 입장에 섰던 서경덕의 이기일원론이다. 이 상태의 실체는 맛, 소리, 색깔, 촉감, 의식, 냄새를 떠난 근원적인 본질적인 상태로 구체적인 물체로 형상화되지 않은 이전의 상태이다. 이 세상이 처음 생길 때 존재했던 원초적인 것이고 불변의 존재이다. 더 커지는 것도 아니고 더 줄어드는 것도 아니고 단지 형태의 변화만 있을 뿐이다. 어둠과 밝음, 음과 양, 생과 극이 있어서 형태의 변화는 다양하게 있겠지만 본질적인 것은 한 가지이다. 대립되는 두 요소는 사물 내에서 변증법적으로 대립의 관계가 아니라 서로 의존하는 상호보전의 관계이다.

사람의 영혼도 죽어서 소멸되는 것이 아니고 단지 해체되어 본래의 상태로 돌아가는 것이다. 그 본래의 기운은 우주 내에 어

* 토션파에 관한 내용은 연세원주의과대학 생화학교실의 김현원 교수님의 저서, 자료를 참고하였다.

디에나 공평히 편재되어 있는 것인데, 어떤 자연계의 모티브가 한 여성의 자궁 내에서 자극되면 생명장을 형성하는 자궁내의 힘에 의해 그리고 큰 노고, 산고에 따라 생명체가 형성된다. 각 생명체는 그 개체의 다름은 있되 본질적인 성분에서는 같다. 이러한 본질적인 면이 일치하는 각 생명체에 흐르는 기는 생명체의 에너지로써 생화학적, 생물리학적 과정을 통해 확대 재생산되고 유지된다.

에너지의 결정체로써의 기에 대해 아직 과학적으로 규명하는 결론은 없다. 그러나 최근 기의 본질은 세포와 세포를 연결하는 파동이며 이 파동은 세포질 내의 미토콘드리아와 핵의 통제를 받는 에너지가 아닌가 한다. 이 파동은 세포핵 내의 전자나 양전자의 스핀닝에서 유래한다는 것이다. 전하는 전자장을 만들고 질량은 중력장을 만드는데 스핀닝은 토션장을 만든다. 토션장의 토션파는 빛의 빠르기보다도 더 빠르다고 한다. 그리고 이 토션파와 관련된 물리적 현상은 빛의 빠르기보다도 더 빠른 차원에서 일어나는 일을 지칭한다. 그러한 상태에서는 현재의 물리 공식으로 계산될 수 없는 상태로 즉 우리의 의식을 뛰어넘는 현상이 되는 것이다. 그래서 피라미드형의 구조물 밑에서 음식의 부패가 적은 현상이나, 우리나라에서 얼마 전 매스컴에서도 소개되었듯이 달마도를 집안에 걸어두면 질병이 낫고 운수가 좋아진다든가 하는 현상과, 특별히 제작된 원 모양의 그림에서 기가 나온다는 현상과 수맥에 의한 피해와, 이와는 반대로 좋은 수맥으로 건강이 호전되는 현상은 우리의 과학적인 상식으로는 인정되지 않는 초현실적 상황이다. 이러한 현상이 토션파의 영향을 받는 환경이고 이러한 현상은 삼차원과 다차원의 세계의 접경지에서 나타나는 것이 아닌가 한다.

기의 본질도 우리 생명체의 기본적인 에너지로써 이 토션파가 아닌가 한다. 세포의 미토콘드리아에서 에너지를 생산해내지만 핵을 제거한 세포에서는 이 에너지를 생산해낼 수 가 없다. 따라서 핵의 지배나 컨트롤을 받는다. 세포의 핵 내에서는 광전자와 전자의 스핀이 있고 이 스핀은 우주 전체의 기운과 상통하는 것이다. 우주도 이 스핀으로 가득 차 있다. 우주를 진공이라고 하고 텅 비어 있다고 하나 우주는 마이너스 에너지로 충만되어 있으며 여기에 햇빛과 같은 전자파가 쪼이면 마이너스 에너지는 전자로 바뀌고 이에 상응하여 양전자가 동일하게 만들어진다.

이 전자와 양전자는 방향은 반대로 날아가는데도 날아가는 각도나 성상은 동일하게 움직인다고 하는데 이 뜻은 우주 내에는 이러한 전자와 광전자가 꽉 차 있어서 빛보다 더 빠른 속도로 우주의 한 구석에서 일어난 일이 우주의 전체로 거의 동시에 같이 발생한다는 뜻이다. 이것은 하나의 전자가 발생하여 어느 쪽으로 날아가는 개념이 아니라 우주는 커다란 하나의 통일장으로 균일하여 이 곳에서의 결손은 다른 한 우주의 쪽에서는 얻는 작용이 있어 큰 균형과 전체적인 질량에는 변동이 없다. 그래서 고전적인 물리의 개념으로 비추어 보면 이쪽의 전자가 결손이 생기면서 날아갔는데 저쪽에서는 날아 도착한 것으로 하나 획득한 것이 된다. 그리고 일순간에 일어난 일이니 그 전자의 빠르기는 빛의 속도를 추월하고 우리의 상상을 초월한다.

그러나 우주 내에서는 충만한 성분이 통일된 질서에서는 항상 움직이고 있는 일부의 질서의 변동에 지나지 않는다는 것이다. 어떤 한 전자, 광전자가 움직이는 선상의 개념이 아니라 입체적인 개념이다. 통일된 장에서는 출발한 그 전자가 도착하는 그 전자가 되는 것이 아니라 전체적인 통일된 질서에서는 그 전자가 그 전자가 아니더라도 한 전자의 주고받음의 거래가 이루어지면 그 전자가 그곳까지 날아간 것과 같아지는 개념에서 이루어지는 질서이다. 이러한 질서에서는 한순간에 거래가 이루어지므로 빛의 빠르기보다도 더 신속하게 우주의 한 켠에서 생긴 일이 또 다른 한 켠에서 알려지게 되므로, 이러한 질서 하에 이루어지는 통신법은 현재의 통신법보다는 더욱 빠른 초고속 통신이 될 수 있을 것이다.

식물의 한 잎사귀도 우주의 오묘한 통일장의 일부이고 이것은 통일장을 통해 전 우주와 연결되어 있다. 하물며 인간과 같은 고등 생물체는 더 말할 나위 없이 우주의 축약판이다. 이 우주의 축약판은 기로 차 있고 이 기는 인간의 장기를 형성하는 세포 사이를 넘나드는 빛이다. 세포 한 개 한 개의 빛은 세포의 집합체인 장기를 한 에너지의 장을 형성케 한다. 신장은 신장의 에너지 장을 심장, 간장, 비장, 폐장 등도 각각 각 장기의 에너지 장을 형성하고 몸 전체와 연관성을 맺고 있다. 신장과 폐장의 에너지는 아래로 향하고 간장과 심장의 에너지는 위로 향한다고 하는 것은 그 에너지의 총체적인 흐름을 표현하는 말이다. 이 장기를 중심으로 형성된 에너지 장은 장기(臟器)간에 또한 묘한 조화와 균형을 가지고 형성되어 있어 우리 선조들이나 중국에서는 과거부터 음양오행설 등을 통해 그 내부의 규칙과 질서를 찾고자 노력하였다.

오스트리아의 F. Grass et al은 세포 간에 빛에 의해 교류가 됨을 이론적으로 밝히고자 한 사람이다. 1970년대의 Popp나 1995년의 Shen은 한 큐베트 내에 백혈구나 신경세포를 넣고 자극을 주어 이 세포들이 변화를 일으키도록 하고 이러한 상태에서 나오는 빛이 다른 큐베트 내에 있던 세포들에게 영향을 주어 똑같은 변화를 일으키는 것을 관찰하였다. 이로써 빛이란 정보를 전달하는 메시지를 갖고 있는 물질로써 생체내에 존재한다는 것이다.

이 빛은 세포내 미토콘드리아에서 NADH 산화작용 시 많이 만들어진다. 세포질의 손상을 받은 세포는 빛을 잘 발산한다. 그러나 핵을 제거하면 빛의 발산은 관찰할 수가 없다. 에티윰 브로마이드를 이용하여 핵을 선택적으로 손상시켰을 때 그 세포는 더 이상 빛을 발산하지 못하였다. Popp에 의하면 이 빛의 발산은 DNA에서 일어난다고 한다. DNA 이외 또 다른 빛의 근원은 외부의 빛을 받아 혈관 내의 깊은 곳으로 운반해서 들어가는 알부민과 같은 혈중 단백질에 의한 빛이다. 외부에서 빛을 쪼이면 이 빛은 알부민을 따라 다니면서 약 30분간은 지연된 chemiluminescence(화학적 발광)을 낸다.

이러한 빛에 대한 관심의 초점은 이동 경로에 관한 것이다. 세포의 돌기(process)인 axon이나 dendrite가 조직을 관통하는 빛을 전달하는 구조물이다. 그리고 세포 골격 내에 미세한 관(microtubule)이 있는데 이 관 내부에 뚫린 직경 15nm의 공간이 세포의 빛의 통로로 알려져 있다. 빛의 뇌장에로의 전달은 뇌장 내 신경의 분포에 달려있다. 특히 뇌장 내의 백질(white mater)에 더 많은 빛이 모여 있다. 빛의 통로가 혈관이 될 수도 있는데 그것은 알부민이 빛을 받고 혈액과 함께 혈관 내를 이동하면 빛의 이동 경로가 혈관이 되는 것이다. 이 빛의 세기는 체내의 산, 염기 균형, 체온 및 산화-항산화 작용 상태의 정도에 따라 달라지고 변화한다. 그리고 세포막의 탈분극화 정도에 따라서도 빛의 발산 정도가 달라진다. 신경 내에서는 트립토판, 타이로신 이나 페닐알라닌 등의 신경전달물질이 신경세포의 탈분극과 함께 유리되면 빛의 발산이 한꺼번에 증가하고 소멸된다. 마약에 해당하는 약제들이 모두 이러한 작용과 유사한 작용을 미친다. 빛의 종류에 따라 생물체가 반응하는 내용도 달라지는데 즉, tryptopan decarboxylase은 337 nm의 빛에 예민하고, cytochrome P 480은 청 빛에 반응하여 그 기능이 향상된다. 자외선은 세포 분열의 작용을 촉진한다. 이러한 많은 광화학성 반응이나 광생물학적 반응은 내부적으로 singlet oxygen이나 질소에서 만들어진 NO와 관련성이 있는 것으로 보고 있다.

한 우주의 부분인 생명체 내에서의 스핀닝과 다른 우주의 한 부분에서 일어나는 스핀닝과 본질과 다를 것이 없다. 한 세포의 내에 생명체의 전체가 각인되어 있듯이 한 우주의 모습은 바로 전체의 모습이 있다. 이 우주기 전자와 광전자의 스핀닝으로 꽉 차 있기 때문에 부분이 곧 전체요, 전체가 부분이라는 진리가 성립되는 것이다.

기(氣)의 역사(歷史)

중국의 기공 역사

황제내경은 지금까지 발견된 것 중에서는 가장 오래 된 의학 고전이다. 여기에 보면 가장 현명한 방법은 병이 생기기 전에 병을 예방하는 방법을 알아야 한다는 것이고, 이는 치료보다도 예방에 중점을 두는 양생법이 무엇보다 중요하다는 것이다. 이러한 양생법은 자연과 하늘의 법칙을 따라야 한다는 데서 인간과 자연에 관한 관점이 철학적으로 고대부터 문제가 되었다. 이 관점은 천인합일이라는 관점도 있겠으나 사람은 반드시 자연을 이겨야 한다고 하여 인간과 자연을 대립적 존재로 파악하는 관점도 있다. 치료라는 관점은 이런 입장에서 성립된다.

'의(醫)' 자를 잘 보면 匸속에 화살(矢)이 던져져(投) 째고 치료한 다음 술(酒)을 붓는다는 해부학적 의미가 담겨 있다. 황제내경에는 사람을 만물 가운데 가장 중요한 존재로 여기고 사람 또한 우주 자연의 기를 받아 태어나고 사계절의 법칙에 따른다고 보았다. 따라서 사람은 타고난 저마다의 자연의 기를 거스리지 않고 잘 다듬고 간수하는 양생을 잘 하면 천수(天壽)를 누린다는 관점을 강조하고 있다. 그러면서도 인은 천을 싸워서 이겨야 한다고 본 만큼 질병을 싸워 이기는 투병의 의지의 적극성이 강조되고 있다. 그 밖에도 여러 군데에 호흡법이나 도인법에 관해 기술한 대목이 있다. 특히 이 책에는 건강을 지키려면 뇌파를 변화시킬 줄 알아야 한다는 현대 기공의 관점이 이미 실려 있다. 이는 내면의 정신적인 평정과 균형 유지가 기본적으로 중요함을 벌써 갈파하고 있는 것이다.

고대 중국의 의학에서 한방에서는 음양의 구분, 한열(寒熱)의 관찰, 표리의 확정, 허실의 분류를 통해서 병변의 성질과 부위, 사기(邪氣)와 정기(正氣)의 성쇠에 관한 판단 및 질병의 발생과 발전의 법칙을 따지는 상한론(傷寒論)이고 도인술에는 황제내경보다는 제병원후론(諸病源候論)이 있다. 수 · 당대의 명의 소원방은 서기 610년에 중국 각지에 산재하여 있던 도인술을 수집하여 50권의 책자로 제본하였는데 그 책이 도인의학의 명저로 존중받고 있는 제병원후론이다. 제병원후론에는 병명에 따른 자각, 타각 병증이 수록되어 있는 최고서로도 유명한 바, 수록된 병명이 1,500가지 항목이 넘으며 현재에도 병리증후 사전으로 애독되고 있다.

그 제병원후론에는 치료법으로 양생법, 도인법을 모아서 싣고 있는데 바로 운동요법의 중요성, 나아가 도인의학 임상 가치를 강조하고 있는 것이다. 제병원후론을 통하여 알 수 있는 바와 같이 도인술이 동양의학에서 거의 실천되지 않는 이유에는 몇 가지가 있다. 가장 근본적인 원인은 도인술의 토대가 되는 노자의 사상이 고고하고 은둔 생활을 선호한 까닭에 제자를 잘 두지를 않고 자신 스스로가 행법을 수행하여 스스로의 병을 고치는 데 열중하였기 때문이다. 그리고 돈을 벌기 위해 의원이 된 의원들에게는 도인술을 가르치는 일로는 크게 돈을 벌 수가 없었고 침, 뜸, 안마 특히 그 중에서도 한약, 보약 쪽으로 치료하면 돈을 잘 벌 수 있었기 때문에 도인술은 배우려는 자가 많지 않았다.

이러한 원인이 한 때 동양의학의 주류를 이루었던 도인의학이 점차 사라지고 극소수의 도사들에 의하여 겨우 명맥을 이어가게 된 결과를 초래하였다.

이러한 환경 속에서도 동물을 모방한 장자의 웅경조신을 고대 중국에서 최고의 의사로 추앙받던 화타가 이어받아 오금희(五禽戲)라는 도인법으로 발전시켰다. 오금희는 호랑이, 사슴, 곰, 원숭이, 새 등 다섯 가지 짐승의 자세와 몸짓을 흉내 내어 만든 체조법이나. 야생 동물은 인간과는 달리 자연적인 수명을 다하는 순간까지 병에 걸리지 않기 때문에 고대 중국인들은 동물의 몸짓을 따라하면 병을 예방할 수 있다고 믿었다. 이것이 농공 공법의 시조이다. 선사시대 토기 중에는 사람이 거북이처럼 호흡하는 모습이 새겨져 있는 것도 있는데, 이러한 것은 고대 중국인들

사이에 이러한 동공(動功)이 유행하였음을 시사한다. 오금희는 다섯 가지 동물을 사람의 오장에 대응시키고, 이를 다시 다섯 가지 성격 유형으로 나누어 적용한다.

도인안교는 기가 원활하게 순환할 수 있도록 해주는 호흡법, 체조법, 안마법을 두루 아우르는 말로 황제내경 이후로는 그냥 도인법이라고 불렀다. 이때부터 도인법에는 체조와 안마법만 포함되고, 호흡법은 우주의 기운을 단전에 모우는 토납법(吐納法), 체내의 원기를 회음부에서 등을 통해 머리 꼭대기로 해서 가슴 중앙을 통해 단전을 지나 다시 회음부를 돌려 인체의 정기를 최상의 상태로 끌어올리는 소주천(小周天), 나아가 대주천(大周天)과 같은 행기법(行氣法)이 여러 가지 이름으로 따로 불리게 되었다.

춘추전국시대(B.C. 약 380년)에도 기공의 호흡법에 관해 자세히 적혀 있는데, 이것은 현존하는 가장 오래 된 호흡법에 관한 기록이다. 진시대의 의학자인 갈홍은 그의 의학 저서이자 신선 관련 서적인 포박자(抱朴子)에서, 행공(行功)을 통해서 기를 원활하게 하면 효과가 더 크고 빠르다고 하면서 동공이 정공에 결합하는 것이 치료나 예방에 효과가 있다고 했다. 또한 그는 사람들이 일반적으로 하는 자세를 통하여 평소에 자신의 건강을 단련할 수 있는데 이로써 특별한 연공 형식에 구애받지 않는 자연스러운 생활 기공을 제안하기도 했다.

도교 신자이기도 했던 남북조 시대의 의학자 도홍경은 자신의 의학서를 통하여 육자결이란 호흡법의 기초를 세웠다. 육자결은 기관지염이나 폐에 질환이 있을 시 "씨~"라는 소리를 내며 내쉬는 호흡법, 간장을 위해 "수~"라는 소리와 내쉬는 호흡법, "휴"라고 내쉬는 비장 호흡법, "커"라는 소리와 함께 내쉬는 심장을 위한 호흡법, "쉬"라고 내쉬는 신장을 위한 호흡법, "취~"라고 내쉬는 담을 보호하는 호흡법으로 이루어져 있다. 이 시대 이후에는 전술한 바와 같이 수나라 때 의학자 소원방이 제병원휴론을 저술했다. 이 저술은 이때까지 나온 거의 모든 도인 양생법의 총정리판이라고 할 수 있다. 당나라의 명의 손사막은 광물, 황토, 보석을 이용하여 질환을 치료하는 저서인 비급천금방(備急千金方)에서 태식, 내시, 폐식 토기 등 여러 가지 조식법을 망라하는 업적을 이룩하였다. 이처럼 고대에서부터 중국의 명의들은 대부분 기공과 의학은 불가분의 관계를 중요하게 생각하였고 이를 연구하여 확실한 이론으로 정립함으로써, 의(醫)기공이 현대 중국 의학의 뿌리로 자리잡을 수 있는 기틀을 마련했다.

수나라와 당나라 시대의 기공보다도 더 대중적으로 가장 발전한 시기는 송나라 때부터 신중국의 성립 이전까지이다. 송나라 시대에는 사회가 안정되고 경제적으로 발전하였던 태평세월이라 양생에 대한 대중적인 관심도 그만큼 높았다. 송나라의 기공은 종교 수행자들에 의해서 보존되고 이어진 측면이 많기 때문에 기술이 복잡한 고차원의 수행법에 치중하여 발달했다. 이 시기에는 유, 불, 선이 각각 방식은 다르지만 나름대로 기공을 자신들의 영역으로 흡수해서 고르게 발전시켰다. 기공과 밀접한 관련이 있는 불교 종파로는 천태종과 선종, 밀종 등이 있는데 그 중에서도 천태종을 창시한 지자대사는 몸가짐과 몸놀림, 즉 자세와 동작을 바로하는 조신(調身), 호흡을 조절하는 조식(調息), 의념을 가다듬는 조심(調心)을 잘 행하여 형(形)·기(氣)·의(意)의 합일이 되어야 좋은 연공이 된다고 하면서 조신, 조식, 조심을 체계적으로 정리해 오늘날의 삼조(三調)의 기틀을 마련했다.

현대 기공에서 잡념을 없애기 위해 주로 행하는 앉은 자세인 결가부좌법이나 수식법 등은 불가에서부터 유래된 것이다. 유가에는 공자의 방법이라 불리는 좌망(坐忘)이라는 앉는 자세법이 있다. 이는 일종의 정좌법으로 조용히 앉아서 입정 상태에 들어가 뇌파를 바꾸어주는 것을 말한다. 근래까지 많은 성리학 연구가들은 주자학 이론만 연구할 뿐, 그 이론과 함께 가는 유가의 전통에 대해서는 등한시해 왔다. 그 시대에 이미 생활화되어 있었던 기공으로 어떤 철학적인 이론도 기공사상으로부터 완전히 자유로울 수 없었다. 주자는 한나절은 기공을 수행하고 한나절은 독서한다는 말을 남기기도 했다. 그러나 그 후 주자학을 연구하는 이들은 독서, 이론 탐구에만 관심을 기울일 뿐 수양과 정좌의 의미를 소홀히 여겨왔다.

수양과 정좌를 소홀히 한 식자(識者)층에 비해 민간에 뿌리 깊게 자리 잡은 도교와 의학의 양쪽에서 선도의 맥은 면면히 이어져 왔다. 당나라 시대에는 종리권이란 신선이 있어서 수백 살을 살았다고 하는데 측천무후시대의 유명한 선인인 여동빈의 스승이다. 여동빈은 나중에 많은 사람들이 보는 앞에서 나이 50에 백일 승천하였던 사람이다. 여동빈 다음으로는 태극권을 창시했다는 장삼봉이 있고, 장삼봉은 이함허(李涵虛)라는 유명한 선인에게 선도를 가르쳤다고 한다. 장삼봉과 비슷한 시대의 사람인 장자양(張紫陽)도 선가(仙家)의 계보에서 빼놓을 수 없는 인물이다. 장자양은 금액환단법(金液還丹法)이라는 선도의 비법을 수련해서 양신(陽神)을 자유자재로 운용하는 출신법(出身法)에 능통했다고 한다.

도교에서 여자로서 지극한 경지에 오른 사람이 있었는데 그 사람은 역사상으로도 유명한 여자 신선인 손불이(孫不二)이다. 손불이는 금나라 세종(世宗)의 대정(大定) 22년 12월에 우화등선(羽化登仙)했다고 하며 손불이여단시(孫不二女丹詩)라는 기공서를 저서로 남겼다. 이후 중국 내단의 수련법은 원명 시대를 통해 전진교(全眞教)의 도사들을 통하여 전승되었고, 장삼봉의 외기공은 무당산(武當山)과 화산(華山)을 중심으로 여러 무술의 유파들을 통해 전승되어 왔다.

현대에 들어와서는 1950년대에 당산기공요양원을 설립한 유귀진이란 인물이 전래의 양생법과 기공을 모아서 정리하여 현대 중국 기공의 토대를 마련하였다. 그후 문화대혁명의 암흑기를 지나 곽림(郭林)의 항암기공(抗癌氣功)이 70년대 후반에 나왔고, 90년대에 들어서서 리홍지의 법륜공(法輪功)이 중국 대륙을 휩쓸었다. 현대 중국 기공의 특징은 내단술에서 발전한 정공(靜功)이 아니라 오히려 화타의 오금희나 장삼봉의 태극권과 같이 움직이는 자세를 중시하는 동공(動功)이 더 뚜렷하다는 것이다.

최근에는 유학 연구가들 사이에서 정좌법을 유학 연구의 필수과정으로 인정하고 받아들이는 경향이 점차 확대되고 있다. 청

조시대에 와서는 나라 안팎이 시끄러워지고 차츰 봉건문명이 쇠퇴하고 서양문명이 밀려들어 오기 시작하면서 기공에 대한 관심도 크게 줄어들어 연구와 저술 활동이 활발하게 이루어지지 못했다. 19세기 후반부터 20세기에 이르는 근대 100년 동안 우리나라도 그랬지만 중국 대륙은 격랑에 휩싸였던 혼란스러운 시기였다. 밖으로는 서양 제국주의 열강과의 끊임없는 마찰과 전쟁, 내부적으로는 봉건시대가 붕괴되고 근대화를 위한 혁명 등으로 급격한 변화를 겪었다. 더구나 발전된 서양의 외부 문명이 빠른 속도로 유입되면서 상대적으로 과거의 도인 양생법은 구시대의 낡은 유물로 밀려나기 시작했다.

중국의 기공이 지금과 같이 제도화되고 대중적으로 보급된 것은 불과 30~40년 남짓한 일이다. 1949년 중국 수립 후에 공산주의 정권은 보건, 의료 문제를 해결하기 위해 비용 절약적인 중의학을 국가에서는 정책적으로 장려했다. 이때 중국 기공의 현대적 입지를 마련하는 데 크게 공헌한 사람이 유귀진이다. 그가 개설한 요양원에서는 여러 가지 임상 실험을 하였는데 그래서 전래의 각종 기공 양생법을 현대적으로 정리했다. 이때부터 기공이 각 유파의 호흡, 도인 양생법이 망라되어 종합되기 시작하였다. 그 후 중국은 임상 사례 연구와 학술 발표를 통해 기공학의 기초를 다져나갔다.

이렇게 1954년을 기점으로 10년 남짓 번성했던 기공은 문화대혁명이 끝나는 1976년까지 다시 미신이니 황당무계하다는 취급을 받는 등 사회적인 핍박을 받았다. 그러다가 1970년대 말부터 시작된 중국의 개방 정책에 힘입어 옛 기공의 정통적 기법들이 쏟아져 나오기 시작했다. 1977년에는 앞서 말한 곽림의 신기공요법(新氣功療法)이 항암 치료에 소개되었고, 1980년대에 들어서면서 대부분 동공(動功) 중심의 기공법이 발표되었고, 특히 자발 동공과 외기 발광공, 초능력 기공 등이 대중의 관심을 끌었다. 그 후 여러 가지 공법들이 나왔고, 각 의료 기관에서도 이를 활용하여 질병 치유에 이용하였다.

중국에서는 학문으로서의 기공학, 치료법으로서의 의료 기공, 건강법으로서의 양생법 등을 발전시켰다. 최근의 법륜공은 중국 사회에 큰 영향을 미쳤다. 1992년 중국의 리훙즈가 창시한 기(氣) 수련법 또는 수련 단체로, 불교의 상승수련대법인 법륜대법(法輪大法)을 최고의 수련 방법으로 삼는다. 즉 진 · 선 · 인(眞善忍)을 근본 원리로 하는 법륜대법을 통해 몸과 마음을 함께 수련하되, 물질적 이익에 얽매이지 않고 마음을 수련하여 집착을 제거함으로써 자신이 지은 전세 내세의 업을 닦는 데 목적이 있다. 수련 동작은 크게 5가지로 나뉘며, 일정한 수련법에 따라 몸과 마음을 닦게 되면 몸에 공력이 생겨 더욱 높은 단계로 올라가게 되고, 그러다 자동적으로 내공을 지속시킬 수 있는 법륜의 단계에까지 이르면 공중에 떠다니는 뭉쳐있는 치유에너지를 목격할 수도 느낄 수 있어 병을 고칠 수도, 체내 조직을 꿰뚫어 볼 수도 있다고 한다.

수련법은 리훙즈의 시서인 신법륜에 근거를 누고 있으며, 리훙즈 자신이 법륜공은 종교가 아니며, 정치에도 간섭하지 않는다는 입장을 취하고 있으나, 아직까지는 종교를 인정하지 않는 중국공산사회는 중국공산정부를 떠나 인류의 보편적 가치를 따르는 법륜공의 수련자들을 사이비 종교, 사교 집단으로 규정하고 탄압하고 수련을 못하게 하고 심지어 구속과 구금을 하고 있다. 리훙즈가 신격화되어 가는 현상을 인정할 수 없는 공산 정치사회의 독특한 나름대로의 조처가 아닌가한다.

1992년 5월, 중국 사회에 보급되기 시작한 이후 총본산인 법륜대법연구회를 정점으로 수십 개의 수련총부, 1,900개의 지부, 약 3만 개 가량의 수련장이 세워졌고, 수련인이 1억 명에 이르렀다. 이렇듯 법륜공 수련자들이 폭발적으로 늘어가자 중국 정부는 1999년 7월, 법륜대법연구회와 산하 조직을 불법화하고, 활동을 전면 금지시키고, 순수한 법륜 수련인들을 단순한 사교집단으로 몰아 압박을 가하기 시작하였다. 이후 법륜공 지도부 70여 명이 검거되고, 베이징에서만 1만 명, 중국 전역에서 3만여 명에 달하는 수행자들이 구금되었다. 현재까지도 수백 명의 목숨을 빼앗고, 강제로 정신병원에 가두는 등 법륜공의 추종을 잠재우기 위한 중국 정부의 강경 대처는 여전하다. 최근에 법륜 수행자 사형수의 장기가 매매된다는 매스컴의 공공연한 보도도 있었다.

이에 대해 미국을 비롯한 국제 사회는 중국 정부의 이러한 조처가 법륜공의 종교적인 응집력이 정치 세력화 가능성을 차단하려는 의도에서 비롯되었다는 분석과 함께 천안문사태 이후 최대의 인권 탄압으로서, 언론 자유 및 종교 · 결사의 자유를 억압하는 일이라고 비난함으로써 국제 문제로까지 발전되어 있는 상태다. 특히 미국은 중국의 법륜공 탄압을 강력 비난하면서 국제연합을 통해 중국 규탄결의안을 추진하겠다고 밝히는 한편, 중국의 2008년 올림픽경기대회 유치가 무산되도록 다방면으로 노력하여 국제올림픽위원회가 고심하게도 하였다. 법륜공은 이미 세계 40여 개 나라에 전파되었고, 현재도 인터넷을 통해 동영상이 급속히 확산되고 있으며, 타이완에만도 7천여 명의 수행자가 있는 것으로 추정된다. 창시자인 리훙즈는 현재 미국에 망명 중이며, 중국 정부의 수배를 받고 있는 상태다. 그는 홍콩 시사주간지 2001년 아시아 위크지에서 아시아에서 가장 영향력 있는 인물로 선정되었고, 법륜공과 함께 노벨평화상 후보에 추천되기도 하였다.

법륜공이 탄압을 받는 데 비해 현재 대만을 포함한 중국 사회에 기에 관한 체조법으로 인정받고 보급되고 있는 것으로 태극공(권)이 있다. 태극권의 기원과 창시자에 대한 전설은 분분하여, 혹자는 당나라의 허선평이라고 하고, 혹자는 송나라의 장삼봉이라고 하며, 혹자는 명대의 장삼풍이라고 하고, 혹자는 청나라 때의 진왕정과 왕종악이라고 한다. 그러나 세밀히 기록을 분석해 보면 명말 청초의 진왕정이 태극권의 창시자로 우세하다. 온현지에 따르면 명 사종 숭정 14년(1641년)에 진왕정은 온현(溫縣)의 말단 군인으로 수비를 맡았는데, 명나라가 망하자 향리에 은거해 있었다. 나이가 들어서는 권법을 만들어 스스로 즐기다가 제자들과 자손들에게 가르쳐 주었다. 따라서 태극권의 창조는 1670년의 일이다. 그 뒤 전파되고 발전되어 사대유파라 하면 진왕정의 태극권, 양노선에 의한 양식 태극권, 오감천에 의한 오식 태극권, 손녹당의 손식 태극권을 말하며, 오대유파라 하면 무양에 의한 무식 태극권을 더 추가한다.

태극권의 기원과 발전 역사로 볼 때 백여 년 전에는 격투측면을 중시하였으나, 그 뒤는 격투, 경기, 의료 세 방면이 똑같이 발전하였다. 특히 진장홍에 이르러 태극권을 질병의 치료 및 건강 보건 위주로 전파했기 때문에 깊은 환영을 받았고, 널리 전파되어 태극권은 더욱 큰 발전을 하였으며, 현대 태극권의 발전 계기가 되었다. 태극권의 특징으로는 1956년 중국의 국가체육위원회는 태극권을 연구 정리하면서, 양식 태극권을 간편화하여 간화(簡化)태극권을 펴냈다. 1957년에는 양식 태극권의 동작을 설명한 태극권 운동이라는 교재가 나왔는데, 이것은 태극권이 발전할 수 있는 기초가 되었고 많이 보급되었다. 요사이 중국의 큰 도시를 방문했을 때나 중국 사회를 전하는 선전용 영화를 볼때 도시의 공원에서 수련하고 있는 많은 사람들을 어렵지 않게 구경할 수 있는데 이들이 대개 이 태극권을 수련하는 사람들이다.

일본의 기공 역사

일본의 기공은 한마디로 '짬뽕' 된 기공이다. 그들에게는 전통적으로 내려오는 기공이 존재하지 않는다는 것이다. 단지 심령 기공과 주술, 샤머니즘, 중국 기공, 인도 기공을 조금씩 흡수해 전수해 오고 있을 뿐이다. 그러므로 정신적인 뿌리가 얕아 정신 기공이 발전하지 못했다. 이는 전쟁을 주로 하던 일본 역사에 의해 외공을 중시하던 풍토에서 정신 기공의 합일점을 찾지 못한 데서 기인하는 것으로 보인다.

중국의 기가 천지만물의 근원과 연관된 장대한 우주론의 일환인데 반해 일본의 기는 우주론으로는 거의 전개되지 않고 인간에게 친근하게 느껴지는 감각적인 것으로 파악되어 왔다. 대화 언어 속에서 중국의 기가 물질적인 측면이 강조되는 데 비해 일본에서의 기는 분위기와 같은 주관적인 장소나 기분과 같은 심리 상태, 혹은 심신의 상태를 나타내는 경우에 사용하는 수가 많다.

고대시대의 일본의 기사상은 중국에서 들어온 것으로 추측이 되는데 당시에 중국의 음양설과 오행설이 들어온 흔적이 일본서기(日本書記)나 겐지모노가타리(源氏物語)에서 발견된다. 그러나 기의 대부분은 희로애락의 감정, 표정, 동태의 표현으로 쓰이고 있다. 미묘한 감정의 움직임, 외계의 변화인지 나의 내면의 변화인지 어디에서 나오는 것인지 알지 못하는 조짐, 변화, 상태를 나타낸다. 중세에 들어가면 기(氣)는 게(け)에서 끼(き)로 읽혀지는 경우가 점차 많아진다. 이는 기(氣)는 기(機)로 연결되는 의미로 점점 더 동적인 면이 부각되는 언어이다. 그래서 전쟁의 장면에서 많이 묘사되며 근대적 자아 형성의 기초가 되기도 했다는 관점도 있지만 자기 한 몸으로 전쟁터를 누비는 무사의 정신, 이것이 일본인의 정신력의 기초로서의 기라는 것은 일본인을 이해하는 데 주요한 포인트이다.

근세인 에도의 시대에 들어오면 기라는 단어는 더욱더 많이 사용되고 대부분 기(き)로 읽는다. 에도시대의 고승 다쿠안 선사는 기는 스스로 이를 따른다고 하여 이기이원론의 입장을 취하였다. 이에 대해 이토 진사이는 기(氣) 운동 그 자체를 이(理)로 보는 기일원론을 전개하였다. 만물은 원리(元理)에 감응하고 목기(木氣)가 흘러 생성된 것이라는 이기혼융사상이 일본적 기론의 특징이라고 할 수 있다. 기는 단순히 이론적인 것이 되어서는 아니 되고 실천적인 훈련 대상이 되어야 한다는 관점은 무예를 낳았다. 일본 무예는 살상의 기술에서 위기에서의 평상심 유지와 같은 경지로 발전하여 이상적인 인간형의 도로 취급된다.

메이지 유신 이후 일본은 서양 문명을 받아들였고 사고 방식, 생활 양식은 점점 서구를 닮아 갔으나 인간의 근본에 자리 잡고 있는 감성까지 쉽게 바꿀 수 있는 것은 아니었다. 지금도 그렇지만 서구화되어 가는 환경에서 일본인들은 일본인의 정신, 인간관계를 나타내야 할 경우 이 기라는 말을 많이 적용하고 있다. 예를 들면 마음이 맞다는 말로 氣か合う라는 말을 쓰는데 이는 상대와의 기가 맞는가 맞지 않는가의 문제로 나만의 문제나 상대방만의 문제로 결정되는 것이 아니고 서로의 관계에서 좌우된다는 말이고, 자신과 상대와의 관련성에 그 주체성이 성립된다는 말이다. 동시에 유럽 문명을 받아들이고 있는 일본인의 눈에는 보이지도 않고 인체를 해부해도 밝혀지지 않는 기를 제대로 알

려고 하는 노력을 점점 도외시하였으나 일부 종교나 무도, 동양 의학에서 그 명맥을 유지하였다.

그러나 근대에 와서 일본인들은 기공에 지대한 관심을 갖기 시작했다. 1970년도부터 뉴사이언스라는 학제 연구를 표방한 분야 "인체과학회"가 기를 연구하고 있다. 특히 초염력의 세계에 대한 관심이 커 이 분야에 있어서는 세계적인 능력자도 있다. 또 대학에서 학문적으로 이를 연구하는 체계도 갖추고 있다. 그러므로 얼마 후에는 염력의 분야에 강력한 힘을 자랑하는 기공 민족이 될 것으로 예상된다. 시중에서는 중국의 기공이 유행하여 문화센타 등에서 많은 사람들이 배우고 있다.

한국의 기공 역사

단군신화에서 단군의 신선적인 모습은 홍익인간의 이념으로 승화되었고 이러한 신선사상을 우리의 것으로 이해하고 우리의 것으로 받아들일 수 있게 처음 제시한 사람은 바로 최치원이었다. 고구려의 조의선인(皂依仙人), 신라의 화랑은 모두 호국하는 수도인의 모습이었다. 연개소문도 조의선인의 두 대형이었으며 이러한 지위는 유도나 권법 등 여러 무공의 전신이었던 선배경기에서 선배가 된 사람이 갖는 것이다.

삼국시대 이전에 환단의 가르침이 황제를 거쳐 중국에서 뿌리를 내린 다음에 역수입되어 고구려에 들어온 도교는 국가의 장려와 보호 속에 곧 번창하였고 기록에 남은 고구려의 선인으로는 정령위(丁令威)와 함박우라는 사람이 있었다. 정령위는 도술을 배워 한 걸음에 백 리를 내달렸기 때문에 사람들이 그를 '새'라고 불렀다고 한다. 친구였던 함박우는 그의 재주가 너무도 부러운 나머지 자기도 선법을 익히리라 결심하고 깊은 산에 들어가 수련을 했는데 산에서 내려왔을 때는 벌써 천년이란 세월이 지나간 후였다고 하며, 자기가 선망했던 정령위가 이미 죽고 없는 것을 알고 난 함박우가 이를 한탄하였다는 고사도 전해 내려온다.

한편 고구려로부터 신라에 전해진 도교는 풍류도(風流道)라는 자생적인 독특한 기풍을 이루었다. 당나라에 유학하였고, 이 풍류도의 한가운데 있으며 유불선에 관통했던 최치원은 신라인으로서 중요한 인물이다. 체득한 고유의 선도에 중국의 도교를 흡수하여 동방 단학의 조상적인 위치에 서 있는 인물이다. 삼국통일을 담당했던 국선 화랑 김유신의 후예들, 풍류 도인들은 왕권강화 정책의 결과로 도륙당하는 난세를 맞이한 후 그들은 뜻을 세상에 두지 않고 심신유곡이나 해변에 두기 시작하고 그 후에도 점점 산중으로 그 자취를 옮겨갔다.

고구려의 도교와 신라 국선(國仙)의 맥은 고려 시대에까지 이어졌다. 불교가 국교이었던 고려에서는 개국 시부터 민족 고유의 제천의식인 팔관회를 설행하였고, 이 제(祭)를 주관한 이들은 선가(仙家)라 하였는데 신라 때 국선 화랑을 말한다. 이 선가는 점차 불교와 함께 발전하는 방향으로 가나 산중으로 은거하기는 마찬가지였다. 의종에 이르러 선풍을 일으키려 노력하였으나 묘청의 난이 일어남으로써 오히려 김부식 등에 의해 선도는 더욱 퇴조의 길을 걷고 유교 세력이 성장의 길로 들어서게 되었다. 초기에 번창했고 그리고 국가적인 장려도 받았던 도교는 조선시대에 와서는 성리학의 위세에 눌려 공식적인 명맥이 끊어졌고 기공 문화는 불교사(佛敎史)의 한 부분으로서 도선과 묘청, 사명과 서산 등 고승들의 행적으로 남게 되고, 삼신각이나 칠성전 등의 형태로 불교 문화 속에 흔적을 남기게 되었다. 선도의 신인(神人)적 요소는 무격 신앙으로 타락하고 선인(仙人)적 요소는 개인 수련을 위한 단학에 흡수되었다.

조선조에 일부 지식 계층 사이에 음성적으로 전해지던 도교는 이능화가 지은 조선도교사에서 단학(丹學)이라고 처음 불려졌는데 이들의 사가(私家)에 남겨진 문헌으로서 선도에 대한 당대의 학문적 연구의 성과를 엿볼 수 있다. 그러나 무엇보다도 중요한 실천적인 수련법은 아쉽게도 전해지지 않고 있다. 하지만 경기도 양평의 현감이었던 정북창(鄭北窓) 선생은 42세 되던 해에 사람들이 보는 앞에서 백일승천(白日昇天)했다는 기록이 남아 있고, 위암(韋庵) 장지연(張志淵)의 저서 일사유사(逸士遺事)에는 조생(曺生)이란 선인의 일이 나온다.

김시습은 유 · 불 · 도 삼교를 자유로이 넘나드는 풍류객이었으며 기일원론적 사상 체계를 세웠다. 수양대군의 권력 찬탈과 단종의 죽음이라는 격동의 시대에 살았던 김시습은 이론철학적 입장에서 기철학의 지평을 연 인물이다. 서경덕으로 이어지는 기일원론의 효시는 김시습이다. 서경덕은 영원히 존재하는 기 즉, 담일청허한 기를 주장하고 이기는 태허가 동(動)하여 양을 낳고, 정(靜)하여 음을 낳은 시초에서부터 점차적으로 천지가 되고 인간이 되었다. 담일청허한 기는 우주와 천지만물을 형성하는 근원적 실체이며 무한 세계의 본체이며 사람의 정신 지각도 이 기의 발현 형태라고 하였다. 서경덕은 당대에 가장 뛰어난 유물론 철학자로서 기일원론철학을 체계화하였다.

그리고 조선시대의 선(仙)의 역사를 기록한 해동전도록에 의하면 당대의 뛰어난 선비가 많았고, 청학집에 기록된 바에 의하면 대개가 은둔을 일삼는 무명인이 많았는데, 조선시대에도 이러한 많은 선인들이 어떤 형태의 삶을 살았던 간에 호흡하고 배출되었던 선국임에는 틀림없다.

이러한 한국 선도의 맥은 조선시대 말에 밀려드는 서학의 영향으로 민족의 주체성이 위협받는 입장이 되자 이에 대항하여 민족적 종교들이 탄생하는데 이러한 움직임에 사상적 배경으로 자리 잡게 된다. 무엇보다 대표적인 것은 최제우의 동학사상이다. 이외에도 증산교, 원불교, 대종교가 있으며 이들은 선도사상에 그 뿌리를 두고 있고 수행 형태도 선도의 수련 체계를 따르고 있다. 동학에서 말하는 인내천은 선도사상의 중심 철학이라고 할 수 있다. 대종교는 일제 강점기에 민족 의식을 고취하고 애국,

계몽을 주도한 민족 종교인데 이들은 대한군정부를 세워 청산리 독립전쟁에서 대승리를 거두는 등 독립운동에 적극 활동하였다.

선도가 종교로서가 아니라 기공 수련의 형태로서 대중 앞에 출현한 것은 그리 오래되지 않은 일이다. 몇몇 현대 한국 기공의 창시자들이 노력한 결과 최근 현대에 와서 이삼십 년 사이에 수련 문화가 대중화되었다. 우리나라의 경우에는 살펴본 바와 같이 단학의 수련과 연구가 내밀하게만 이루어졌던 조선시대 5백년의 공백으로 말미암아 실천적인 방법의 전승이 끊기었던 점이 한국 기공의 가장 커다란 문제가 되고 있다. 그래서 현대 한국 기공을 보면 유파별로 수련의 이론과 방법에서 상당한 차이점을 보이고 있다. 동공의 경우 중국의 태극권이나 서양의 현대식 체조에서 자세와 동작을 모방한 것도 많고, 호흡법과 명상의 이론은 인도 요가나 티베트 명상의 영향을 받은 점도 보인다. 운기행공에서는 중국의 내단술(內丹術)이 참조되어 한국적 단전호흡을 이룬 것으로 보인다. 그래서 한국 기공이 무엇이냐 하는 것은 아직 속단하기가 이른 감이 있다. 환단 시대의 수련법에 어느 유파의 것이 가장 근접하며 어떤 기공이 가장 한국적 전통의 맥을 이은 것인가도 가늠하기 쉽지 않은 문제이다.

이퇴계의 이기이원론

이황은 조선시대의 학자, 문신으로 자는 경호이고 호는 퇴계이다. 경상북도 안동에서 태어났고 1534년 문과에 급제하여 공조판서, 우찬성에 거쳐 양관대제학을 지낸 이듬해 낙향하여 학문과 교유에만 힘을 썼다. 인간의 순수이성은 절대선이라고 하고 이에 따른 것을 최고의 덕이라고 하였다. 이황은 사단칠정론을 주장하였다. 사단(四端)이란 맹자의 실천도덕이기도 하지만, 측은지심, 수오지심, 사양지심, 시비지심을 말하는 것이고 칠정은 희(喜), 노(怒), 애(愛), 구(懼), 애(哀), 오(惡), 욕(慾) 등 사람이 가진 7가지 감정을 말한다. 이황은 사단은 이에서 나오는 마음이라고 하였고 칠정은 기에서 나오는 마음이라고 하여 인간의 마음에 대해서 이기이원론을 주장하였다.

이러한 주리론(主理論)은 중국의 주희가 대가이고 조선시대의 이황은 이언적을 계승하고 주희가 완성한 성리학에 영향을 받아 이(理)를 중시했고 이(理)와 기(氣)를 나누어 우주만물의 존재와 변화를 이와 기를 차별성 있게 강조하였다. 즉 이가 기보다 우선하며 독립적으로 존재하는 실재라고 설명하였다. 이와 기의 관계는 하나이면서도 둘이고 둘이면서도 하나이어서 둘을 분리할 수 없는 것이지만 이선기후(理先氣後)의 강한 관념성을 갖고 있는 이론이다. 또한 이는 불변의 도덕 원리이지만 기는 악의 근원이라고 하였다. 이는 사물의 원리이고 기는 그 원리를 담아내는 그릇이다. 이는 이상이고 기는 그 이상을 드러내는 현실인 것이다. 이러한 사고에서 이황은 말년에 왕의 권유에도 불구하고 벼슬을 사양하고 복잡한 정쟁의 중앙 정치에 나아가지 않았다. 자연을 벗 삼고 자신을 따르는 제자들을 길러내는 일로 도산서원을 창설하였다. 이가 능동적인 운동 능력을 갖는다는 이발성과 이의 우위성, 능동성을 강조하면서 이존기비(理尊氣卑)의 주리론을 확립하였다.

인간의 심성은 사단에서 나오는 도심과 칠정에서 나오는 인심이 있는데 인심은 도심의 통제를 받아야 마음의 평정을 유지할 수 있는 바 사람은 무릇 자신을 연마하고 인격을 도야하여야 한다고 하였다. 이와 같이 이황의 이기이원론은 우주의 존재 양식을 탐구하는 철학이고, 인체의 생물학적 현상인 에너지를 직접적으로 관찰하여 주장된 영역은 아니어서 이 지면에서의 논의 대상과는 다소 거리가 있다 .

이율곡의 이기일원론

이이는 조선시대 문신이고 학자로 자는 숙헌, 호는 율곡이다. 어머니가 유명한 신사임당이며 강릉 출신이다. 1564년 과거급제하였고 기호학파를 열었으며 이황과 쌍벽을 이루는 유학자이다. 이념적이라기보다는 실천적인 윤리를, 인간의 본성보다는 기질을 더 중요시하였다. 이율곡은 사람을 주재하는 것은 마음이며 마음이 움직이기 이전은 성이고, 움직여서 밖으로 드러나는 것은 정인데 이율곡은 나라와 백성을 위하는 마음에서 올린 사회개혁론 성학집요에서 임금이 있으려면 먼저 나라가 있어야 하고 나라가 있으려면 백성이 있어야 한다. 임금은 백성을 하늘처럼 여겨야 하지만 백성이 하늘로 여기는 것은 양식이다. 그래서 백성이 양식이 떨어지면 안 된다. 즉 백성이 먹고 살 수 있도록 보장해 주는 것이 가장 중요하다고 보았다하는 데서 이이의 주장의 뼈대를 짐작하게 한다.

조선 후기에 이이에 의해 주창되고 그의 제자에 의해 계승된 주기론(主氣論)은 성리학자들이 가장 관심을 많이 갖는 분야로써 심성론인데, 이 설에 의하면 사단이나 칠정을 모두 기발(氣發)로 본다. 주리론과 같이 세상의 모든 존재가 이와 기로 되어 있다는 것은 다를 바 없으나 이와 기가 따로 존재하는 것이 아니라 서로 뗄 수 없는 존재임을 강조하였다. 즉, 기는 발하고 이는 발하지 않으나 이는 기가 발할 수 있도록 하는 기능을 갖고 있으며 이와 기는 하나의 혼륜체임을 강조되는 이론이다. 인간의 외부 사물에 대한 자극으로 내부의 기가 움직여야 의식과 감정을 느낄 수 있으며 기의 움직임에 따라 이가 움직일 수 있다고 하였다. 따라서 사물을 접하는 마음의 내부의 기질이 먼저 선하게 되어야 본연지성이 드러나고 그에 따라 도덕적 실천이 가능해 진다는 주장이다. 이와 같이 이와 기는 시간적으로 선후가 없고 공간적으로도 외곽이 없는 빈틈이 없이 일치된 결합체임을 주장하였다.

이이의 이기일원론도 이(理)나 기(氣)라는 단어를 쓰고 있으나 우주 만물의 존재 양식에 관한 철학이지 생물체에 전달되는 원기, 정기를 직접 설명하는 이론과는 거리가 있다.

서양 전통철학에서의 기

아리스토텔레스는 개체는 복합체이고 이 복합체는 형상과 질료로 나누었다. 질료는 그 물질의 터이고 형상은 그것의 구조, 법칙성이다. 질료는 본질적인 것으로써 실체이지만 일상적으로 노출되는 규정성과는 또 다르다. 질료는 세계 이해에 핵심적인 원인이자 원리이다. 그러나 형상의 인도를 받는 불투명한 터전일 뿐 인식의 대상은 어디까지나 형상이다. 그리고 학문의 연구 대상은 형상의 탐구이다. 이러한 형상과 질료, 본질은 현실 안에 내재되어 있는 존재이며 시간을 초월하지는 못한다. 서구의 중세 사유도 아리스토텔레스, 플로티노스, 플라톤의 세 사람의 그늘 아래 있었다. 서구 철학의 경우 초월성의 철학이 적어도 1천5백 년 이상 군림해 왔다. 이 당시 종교론자들은 스토아 에피쿠로스의 내면 철학에 대해서는 마땅치 않게 여겼고 이러한 사유 형식에 대해서는 신의 천벌이 있을 것이라고 하여 이러한 사유의 발전을 막았다.

중세시대의 초월적 철학에 대하여 르네상스 이래 물리학적 지식을 배경으로 새로운 형태의 형이상학을 전개한 사람은 스피노자이었다. 스피노자는 갈리레오, 뉴톤과 같은 과학자들과 데카르트, 라이프니츠와 같은 철학자들이 초월적 세계를 믿으면서 교회에 굴복하고 있을 시 용기와 소신을 갖고 동일한 속성의 실체는 오직 한 개만 존재함을 설파하고 물질적 실체가 신에 의해 창조된다는 생각을 거부하였다. 어떤 실체도 다른 실체에 의해 산출되거나 창조될 수 없다고 하였다. 같은 속성의 두 실체가 존재할 수 없다는 것이다.

"스피노자의 철학은 신은 곧 자연이라는 범신론이다. 세상의 모든 것은 바로 신이고 이는 곧 자연의 변형된 양태(樣態)들이다. 세계는 신의 속성으로써 변형되고 해체되는 모습이지 피조물이 아니다. 세계는 신의 표현일 뿐이다. 신과 자연은 이중적인 것이 아니라 하나인데 이를 잘못 인식한 탓에 인간은 불안과 공포에서 벗어날 수 없다고 하였다. 이와 같이 스피노자는 고대 및 중세기의 초월의 사유에서 내재(內在)의 사유로 가는 철학사적 흐름의 분기점에 있는 사람이었다. 이러한 관점에 대해 들뢰즈는 스피노자를 새로 발굴한 프랑스의 현대 철학자이다. 그는 스피노자의 이론을 유물론적이고 경험론적이라고 하고 새로운 형태로 의관점으로 발전시켰는데 이러한 발전은 동양의 기의 개념과 유사하다." 즉 스피노자의 유물론은 이해의 출발점을 물체부터 시작하고 경험주의는 이해의 출발점이 신이 아닌 변형되어 나타나는 세상만사의 양상으로부터 시작한다. 이러한 사고들은 신에서 속성으로 속성에서 형상이라는 연역 구도가 아닌 형상에서 속성으로 속성에서 신이라는 귀납적 구도로 잡은 것을 말한다. 이러한 해석으로 스피노자는 1960년대 현대 사유의 중핵에 자리 잡게 된다. 결국 서양에서는 기(氣)라는 말은 없었지만 세상의 실체를 이루는 본질, 질료가 바로 형상 그 자체임을 사유하였고, 이러한 자연의 본성은 바로 하나임의 관점에 이르렀다. 이러한 관점은 열역학, 진화론, 양자역학, 분자생물학을 비롯한 갖가지 과학적 성과들을 이루어 내었다. 그리고 이러한 관점에로의 발전은 동양의 이기이원론이나 이기일원론과 같은 사유의 갈등과 발전을 서양에도 내포하고 있었음을 살펴볼 수 있다.

기학의 미래

기(氣)라는 것이 치유의 면에서 의학적으로 어떻게 발전되어 갈지도 궁금한 일이 되겠지만 기라는 것이 미래의 학문으로써 인류의 사상에 큰 영향을 미칠 수 있는 것도 숙고해야 될 일이다. 기학의 본질적인 주제인 물리적 형상의 변화를 어떻게 보느냐에 따라 세상의 문화, 사회적 현상을 결정하는 데 큰 영향을 미칠 수 있다. 따라서 기학은 여러 학문 발달의 촉매 역할을 할 것으로 본다. 서구에서 기학은 그리스 시대의 여러 형태의 존재론에 영향을 미쳤지만 그 후 이천년의 세월 동안 발전이 없었다. 그래서 서구의 기철학은 고대, 중세, 근현대 초기까지 그리스 철학의 범주를 벗어나지 못하였다. 동북아의 경우는 10세기에 이르러 성리학이 발달하였고 지금의 중세 기학이 성립되었다.

최근에 기를 주로 신체와 관련하여 쓰이는 경우가 많은 데 비해 광범위한 기의 개념은 만물에 생명 및 바탕, 살아 있는 것, 운동하는 것, 위대하고 신성한 것이다. 기를 물질 개념의 어떤 맥락으로 이해하느냐가 남은 과제이다.

기학은 활기(活氣)에 관한 학문이다. 이 학문은 개인 건강의 웰빙부터 정치적 사회적인 통교(通交), 우주와의 교감(交感)까지 확장하여 궁극적인 기준의 역할을 한다. 그리하여 허와 실, 선과 악을 결정한다. 따라서 선험적인 본성을 우주의 본질로 보는 성리학, 불문율으로 무장되고 즉발성(卽發性)이 부족한 관료주의, 자유로운 이성의 활기를 막는 유일신 종교주의는 모두 기학에서 배격하는 타파 대상들이다.

정치 사회 문화는 과학의 발전에서 비롯되었고 이 과학의 발전은 기학을 근저로 하고 있다. 이러한 측면에서 우리나라에서 기학이라는 큰 개념을 정리하고 완성한 조선시대 말의 큰 학자가 있는데 바로 혜강 최한기(1803-1877)이다. 그는 철학, 의학, 천문학, 문학 등은 물론 인간 삶의 규범적인 문제인 도덕과 윤리, 종교, 정치적 삶에까지 적용하는 큰 틀의 기를 서양 문물이 쇄도해 들어오는 역사의 환경에서 수많은 독서와 글을 통해 자신의 철학적 사색을 완성하였다. 조선 시대의 지식인으로서 천하에서 우주로, 이학(理學)에서 기학(氣學)으로, 한 나라에서 큰 나라인 대동사회로 나아간다고 내다보고 서구 근대 과학과 만나는 기론(氣論) 사상의 새 국면을 전개하였다고 할 수 있다. 주자 성리학을 비판하되 수용하고 서학(西學)을 취사선택하여 자신의 학문적 틀을 세우는 데 노력하였다.

최한기는 형기(形氣)는 신체의 기라고 하여 즉 전통 의학의 기론을 가르치고, 혈기(血氣)는 인간의 욕구, 감정과 같은 것으로 전통 철학의 기를 가르쳤다. 이 형기는 자연학적 대상이지만 혈기는 인간을 둘러싸고 있고 있는 영역이고 사단 칠정과 같은 주제에 대해 논쟁하는 전통 윤리 철학적 사회학적 대상이다. 혜강은 이렇게 동양 전통 학문을 정돈하고 서양의 근대적인 과학 지식을 융합하여 하나의 체계로 세우려고 하였다. 그리고 치열한 과학자의 정신을 강조하고 서양 문물의 도입을 주장하였다. 그러면서도 무형의 유일신을 내세우는 이슬람교나 기독교는 철저히 배격하여야 한다고 하였다. 시대가 바뀌어 과거와 같은 모습을 그대로 취할 수 없겠으나 이러한 사상가의 기학에서 우리는 역사 속의 기학을 배우는 동시에, 현재 우리가 갖추어야 할 과학에 대한 치열한 열정과 아울러 미래 기학의 여정의 방향을 읽을 수 있다.

기학은 이 세계를 이루고 있는 바탕, 터가 어떤 방식, 어떤 법칙에 따라 변화하는가에 대한 생태학적인 학문이다. 기학은 한 존재가 외부 환경과의 끊임없는 교접에 관한 학문이다. 같은 인삼이라도 고려 인삼은 중국 인삼보다 그 효과가 크고, 한국 김치가 중국 김치보다 더 맛이 낫다. 왜 그러 한가? 같은 재료이어도 가공 및 재배 단계에서 다루는 사람이 공을 들이는 것과 땀이 배어 들어갔기 때문이다. 이 실제적인 학문은 우리나라 조선 말 실학을 발전시켰고, 사회주의화된 중국의 유물론을 발전시켰다. 앞으로 우리나라의 과학과 의학 발진의 보태 사상이 되어야 한나. 적당하게 노력하여 따라가는 과학과 종교와 타협하는 과학을 기학은 거부한다.

요사이 서양에서는 티베트나 인도, 중국의 기 존재를 신비주의적 요체로 그 기본적인 질을 왜곡시키고 있다. 이는 서구가 자랑하던 과학주의와 이성주의의 한계가 반영되는 결과이기도 하다. 향후 신비주의에로 나아간다면 서구인의 불안을 해소하는 대용품으로 전락하게 될 것이다. 이러한 경향은 우리나라에서도 기의 존재가 신비주의적인 그리고 감각적이고 이미지적이고 상업적인 것으로 나타나고 있다. 이러한 경향은 건전치 못한 방향으로 흐를 수 있고, 돈벌이와 관련된 저급한 현실로 추락할 우려가 있다.

미래의 기학이 제대로 정립이 되려면, 인류학적 측면에서 보는 기 즉, 그 지방 사람들의 마음과 풍토, 날씨, 주변 자연에서 뿜어 나오는 환경 전체에 그리고 우리의 언어, 문화 생활 그리고 우리의 역사와 사회 생활에 녹아 있는 기에 유의하여야 한다. 기학은 그 땅에 녹아 있는 역사이며 철학이므로 살고 있는 인류의 삶과 떨어질 수 없는 학문이다. 따라서 지형과 기후와 역사가 다른 동양과 서양은 그 기학이 다르고 아시아와 아프리카가 다르고 동남아시아와 동북아시아 다를 것이다. 이러한 관점에서 우리나라는 동북공정, 독도문제, 남북체제 갈등이니 하는 정치적 이해와 구도를 떠나 동북아시아에 속한 중국, 일본, 북한은 물론 러시아까지 모여 머리를 맞대어 이 지역에 맞는 지역적 기학 연구를 더 활성화된 분위기에서 계속해야 한다.

앞으로는 국가의 경계보다는 혜강의 말씀대로 대동아의 시대이다. 기학의 발전은 국가의 경계를 넘어 이 시대를 사는 인류라면 어디에 살든 누구이든지 간에 활기에 넘칠 존엄성을 일깨우는데 기여할 것이다.

이완요법과 자연치유력

환자를 치료하는 의사들이 치료 과정을 조금만 되돌아 봐도 질병과 싸우는 데 있어 환자의 자가 치유 능력이 발휘되지 않는다면 치료 자체를 할 수 없음을 알 수 있다. 소위 말하는 환자의 자연치유력이다. 이 자연치유력은 마음과도 깊은 관계가 있다. 그리고 사람의 생각, 감정 등 마음 상태가 신체 건강의 조절에 절대적인 영향을 준다고 믿는 접근 방법을 심신의학(psycho-physiologic disorder)이라 한다. 이 심신의학도 주류와 비주류로 나누어 볼 수 있다. 면역계의 사이토카인이나 여러 가지의 신경 호르몬을 진단적 근거로 병인을 분석하는 정신신경면역학(psycho-neuro -immunology), 내분비학을 다루는 제도권 의학 영역 다시 말해 정신과는 주류에 속한다.

마음의 안정과 연관하여 또 다른 주류 영역에서 소개하는 대표적 치유법으로는 명상(meditation), 최면술, 바이오피드백

(biofeedback) 등을 들 수 있다. 명상은 지각명상과 초월명상으로 나누는데 초월명상은 만트라와 같은 의미 없는 글귀나 화두(話頭)에 집중하면서 잡념을 쫓는 데 비해 지각명상은 명상도중에 딴 잡념이나 감정이 생기더라도 그것을 배척하기보다는 오히려 그 사실에 집중하여 이완 상태를 만들어 가는 요법이다.

최면요법은 암시를 통해 최면 상태인 사람의 정신 집중을 돕고 동시에 그들의 신체 이완을 고조시킨다. 최면을 통해 환자는 자신을 억압하는 의식을 딛고 과거의 잠재된 의식이나 모습을 보게 되기도 하겠지만 무엇보다 건강한 자신의 모습을 똑바로 보게 됨으로써 건강을 찾아가는 자기 모습과 동기를 얻게 된다.

바이오피드백은 교감신경계와 부교감신경계 조절에 있어 부교감계 신경의 작용이 증가되도록 훈련하는 방법이다. 예를 들면 편두통이 있을 때 여러 센서의 작동으로 환자에게 인지시키고 환자는 이 상황에서 스스로 통증에서 이완되어 빠져나오는 방법을 익히게 하는 방법이다. 이 방법에 대한 훈련이 하루에 20-30분씩 꾸준히 수행하여야 효과를 볼 수 있다. 교감신경계 항진이 조절됨으로써 해결되는 질환으로는 각종 스트레스 질환, 천식이나 고혈압, 당뇨병 등등 많은 질환이 있으며 훈련을 통해 질환의 상태를 호전시킬 수 있다.

이와 같이 명상, 최면, 바이오피드백 등 세 가지 요법의 공통점은 몸과 마음의 이완 반응을 유도하기 위해 사용된다는 것이다. 즉, 부교감적 생리적 변화를 뜻한다. 따라서 신체의 스트레스 반응에 대처하는 요법을 이완 기법이라 한다. 심신 의학에서 이완

기법을 가장 중시하는 까닭은 상당수의 만성 질환이 일상생활에서 야기되는 스트레스에 의해 발생한다고 보기 때문이다. 이러한 주류적 심신 의학의 방향에 비해 비주류의 방향은 그 관점이 어떻게 다른가를 살펴보면, 환자의 내부 정서가 어떠한지? 사회적 문화적 종교적 환경으로부터의 영향에서 자유롭지는 않은 지? 그리고 환자의 마음과 처지 헤아려서 환자와 얼마나 친밀관계를 유지하는지? 등이 가능해야 진정한 치료를 한다고 할 수 있다는 관점이 다르다. 그리고 주류적 관점은 질환은 완치되어야 하고 통증이 꼭 치료되어야 한다고 한다.

그러나 비주류의 방향은 내가 영적으로 심리적으로 건강하다는 깊은 느낌이 중요하며 이러한 느낌을 얻기 위해서는 경우에 따라 주류 의학적 치료 방법과는 비상식적인 조치를 할 수도 있다는 것이다. 이러한 상태는 환자를 오래 진료한 임상가들은 누구나 직간접적인 경험을 몇 번은 하게 될 것이다. 기도원을 가겠다는 환자들이 대표적인 예가 되겠다. 상식적이고 근거 중심으로 인정된 의학적 치료 결정에 잘 따르지 않는 골치 아픈 환자들일 수도 있다. 이와 같이 비주류적 방향은 치료 결과보다는 환자를 돌보는 과정에 더 주안점을 두는 것이다.

또 다른 이완요법으로 주요 종교에서 외는 염불이나 기도를 계속 반복하는 것을 들 수 있다. 계속 기도를 드리고 있으면 잡념이 사라지고 결과적으로 이완 반응이 유도되고 청정한 마음의 경지에 이르게 된다. 이때는 스트레스는 물론 인체의 질병 기운이 사라진다. 그리고 지독한 봉사 활동을 하는데도 병에 걸릴 확률이 오히려 낮아진다(테레사 효과). 최면이나 명상, 기도, 바이오피드백 모두는 이완 반응을 유도하여 환자가 마음으로 신체의 자연치유력을 이용하도록 도와주는 것이다. 즉, 환자는 자신의 몸을 마음으로 조절하여 스스로 병을 고치게 된다. 마음으로 질병을 고치는 메커니즘은 교과서적으로 인정, 서술되지는 않았지만 마음과 크게 인접된 치유 에너지가 인체에 영향을 준 것으로 보고 있다. 이 치유 에너지가 바로 환자의 생명장을 관장하는 다발적인 파동의 복합체로 자연복원력이다.

한국의 전래 기공

선무기공요법

요사이 언론에 소개된 춤 원리를 응용하여 여러 가지 질환을 치료한다는 선무치료와는 다르다. 중국에 태극권, 법륜공이 있듯이 이와 같은 기공체조법에 대응될 만한 것이 한국에도 있는 데 그 수련법이 지금 소개하고자 하는 선무기공요법이다. 이 선무기공요법으로 인체의 기를 강하게 끌어올려 인체의 여러 주요 장기로 분배한다. 이로써 각 장기는 그 기능이 활성화되고 주위 장기와의 조화와 균형이 돈독해진다.

이 기공체조는 총 14가지로 구성되어 있고 전반부 후반부로 이루어져 있다.

전반부

첫 번째 동작

양 손을 허리에 엄지를 뒤쪽으로 오게 하여 자연스럽게 잡는다. 두 발은 11자로 어깨 넓이로 자연스럽게 벌린다. 두 무릎을 동시에 서서히 약 30도 정도로 조금만 굽히면서 숨을 깊이 그러나 천천히 내쉰다(긴 호흡). 무릎을 다시 서서히 펴면서 숨을 천천히 들이 쉰다. 무릎을 다 편 후 다시 무릎을 서서히 굽히면서 숨을 서서히 내쉰다. 그리고는 다시 무릎을 펴면서 숨을 서서히 들이쉰다. 이러한 반복적인 호흡과 무릎 굽혔다 펴기를 30회 시행한다. 이때 시선은 자신의 보통 걸음으로 약 10보의 앞을 응시한다는 생각으로 앞을 본다.

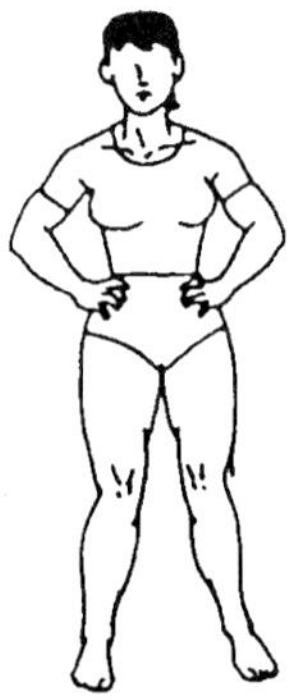

1. 선무기본공 자세(양 발은 11자)
2. 무릎의 힘을 빼고 시작(토식)
3. 긴 호흡 30회, 짧은 호흡 30회를 1세트로 3세트 실시

첫 번째~여섯 번째 동작*

*이하 그림은 모두 '한국기치유연구회'에서 제공한 것이다. '선무기공요법'을 이해하기 쉽게 그림 자료를 제공해 주신 한국기치유연구회 관계자에게 감사드린다.

두 번째 동작

모든 자세는 첫 번째 자세와 같되 호흡법과 무릎을 굽히고 펴는 속도만 달라진다. 즉, 양 손을 허리에 댄 자세로 무릎을 약 10도 정도로 가볍게 굽히면서 그 굽히는 짧은 시간 내에 호흡을 재빨리 내뱉고 다시 무릎을 펴는 짧은 시간 내 호흡을 다시 흡입한다(짧은 호흡). 이 과정도 30회 반복한다. 긴 호흡을 하는 첫 번째 자세 때보다는 두 번째 자세에서는 짧은 호흡과 신속한 무릎 굽히기와 펴기 운동이 일어나는 과정이므로 짧은 시간 내 끝난다. 이때도 시선은 10보 앞을 응시한다. 그리고 정신 상태는 특별히 무엇에 집중해야 한다든가 또는 무아의 상태가 되어야 한다는 등은 요구되지는 않는다.

세 번째 동작

첫 번째 자세와 같이 긴 호흡과 무릎 서서히 굽히기 및 펴기 운동을 30회를 두 번째로 시행한다.

네 번째 동작

두 번째와 같이 짧은 호흡과 빠른 무릎 굽히기 및 펴기 운동을 30회를 두 번째로 시행한다.

다섯 번째 동작

첫 번째 자세와 같이 긴 호흡과 무릎 서서히 굽히기 및 펴기 운동을 30회를 세 번째로 시행한다.

여섯 번째 동작

두 번째와 같이 짧은 호흡과 빠른 무릎 굽히기 및 펴기 운동을 30회를 3번째로 시행한다

일곱 번째 동작

두 번째 자세와 같은 짧은 호흡과 빠른 무릎 굽히기 및 펴기 운동을 30회 시행하되 시선은 운동하는 사람을 기준으로 좌측 뒤쪽을 응시한다

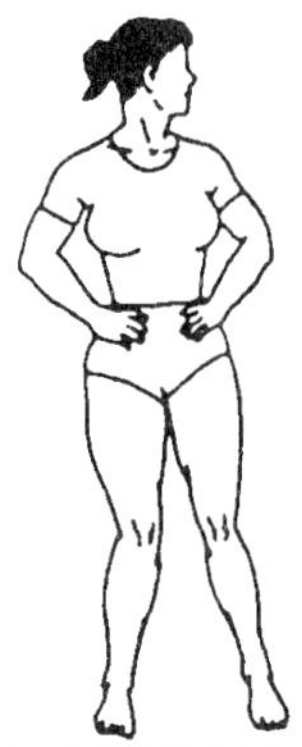

1. 좌, 우, 상(목)
2. 시선은 제일 끝으로 보낸다.
3. 무릎의 힘을 빼고 시작(토식)
4. 짧은 호흡(각 30회)

일곱 번째~아홉 번째 동작

여덟 번째 동작

두 번째 자세와 같은 짧은 호흡과 빠른 무릎 굽히기 및 펴기 운동을 30회 시행하되 시선은 운동하는 사람을 기준으로 우측 뒤쪽을 응시한다

아홉 번째 동작

두 번째와 같은 짧은 호흡과 빠른 무릎 굽히기 및 펴기 운동을 30회 시행하되 시선은 운동하는 사람을 기준으로 천장 쪽 약 30도 위쪽을 응시한다.

열 번째 동작

두 번째와 같은 짧은 호흡과 빠른 무릎 굽히기 및 펴기 운동을 30회 시행하되 시선은 운동하는 사람을 기준으로 좌측 뒤쪽을 응시한다. 이때 우측 손바닥은 좌측 아랫배에 대고 좌측 손의 손등을 등에 대는 자세로 하여 시행한다.

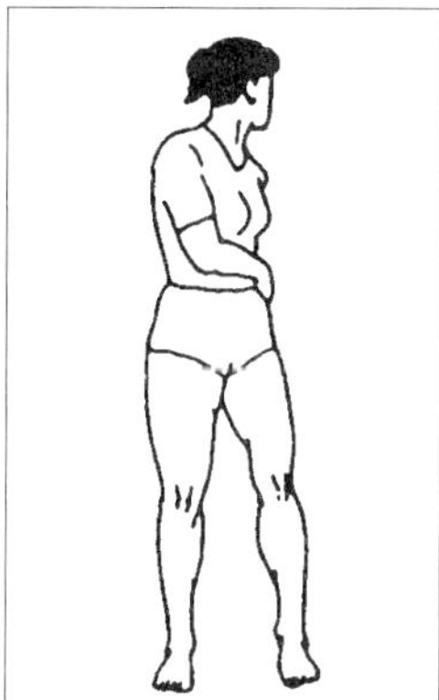

1. 좌, 우(허리)
2. 2번과 모든 요령 동일
3. 짧은 호흡(각 30회)

열 번째~열 한 번째 동작

열 한 번째 동작

두 번째와 같은 짧은 호흡과 빠른 무릎 굽히기 및 펴기 운동을 30회 시행하되 시선은 운동하는 사람을 기준으로 우측 뒤쪽을 응시 한다. 이때 좌측 손바닥은 우측 아랫배에 대고 우측 손의 손등을 등에 대는 자세로 하여 시행한다.

열 두 번째 동작

양 쪽 손바닥을 자연스럽게 앞으로 내밀고 양 손으로 부드러운 풍선을 살짝살짝 만지는 기분으로 탄력을 주며 만지면서 두 손을 약 10cm 정도 내리면서 짧은 숨으로 내뱉고 다시 두 손을 제자리로 올리면서 짧은 숨을 들이 쉰다. 이 동작을 재빠르게 30회를 반복한다. 이때 몸 전체는 가볍게 흔들고 두 무릎은 편 상태에서 가볍게 구부리면서 리듬을 맞춘다.

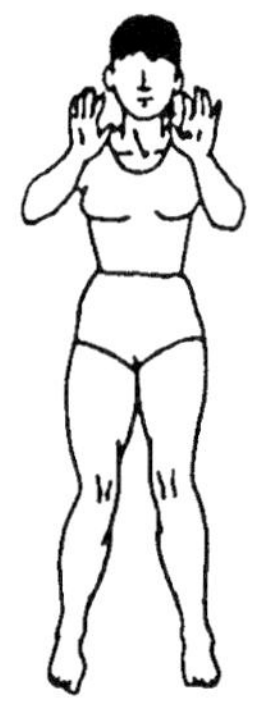

1. 손바닥 바깥쪽
2. 무릎은 펴고 시작(흡식)
3. 짧은 호흡 30회

열 두 번째 동작

열 세 번째 동작

열 두 번째 자세와 같은 데, 다른 것은 단지 양 손바닥을 뒤 쪽으로 돌려 즉, 몸 측으로 향하게 한다는 것이다. 몸으로 향한 양 손바닥으로 고무풍선을 만지는 듯 하면서 두 손을 10cm 내리면서 짧은 숨을 내 쉬고 다시 10cm 올리면서 짧은 숨을 내쉬는 동작을 30회 시행한다.

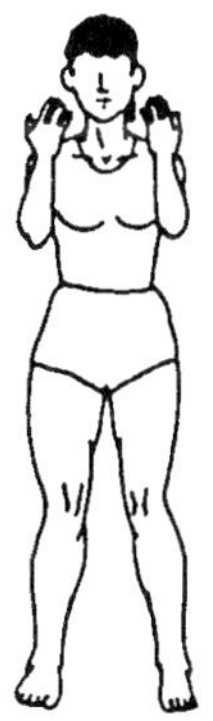	1. 손바닥 안쪽 2. 4번과 모든 요령 동일 3. 짧은 호흡 30회	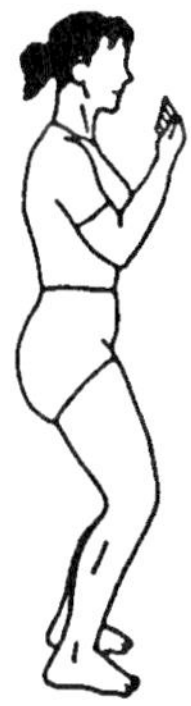	4. 준비 자세를 옆에서 본 모습

열 세 번째 동작

열 네 번째 동작

약간 구부린 자세에서 시작하되 두 무릎을 서서히 펴면서 양 손바닥은 바깥으로 밀어내는 자세로 팔꿈치를 앞으로 뻗는다. 뻗는 즉시 두 손바닥을 다시 몸 쪽으로 당기면서 두 무릎은 살짝 구부리면서 두 팔꿈치 관절을 굽힌다. 팔꿈치 관절이 구부림이 끝나는 순간 즉시 두 팔은 다시 뻗으면서 손바닥을 바깥으로 밀어내면서 두 무릎을 편다. 이러한 두 가지 자세를 리듬감있게 30번을 반복한다.

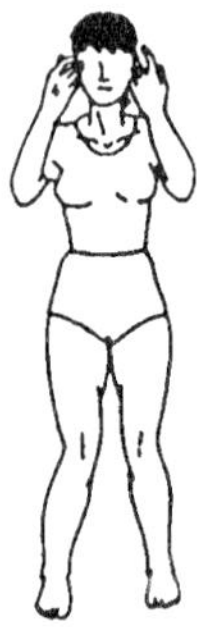	1. 손은 5번과 동일하고 무릎은 굽힌 상태에서 시작(흡식)	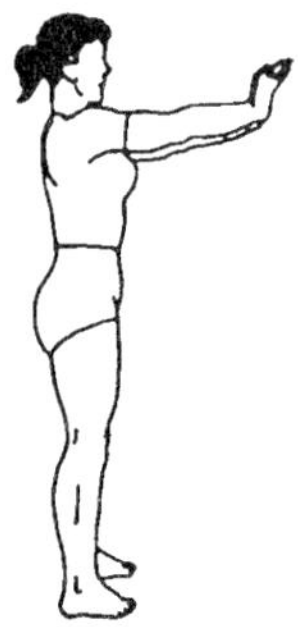	3. 손을 앞으로 밀면서 호흡을 토한다. 4. 이때 무릎도 같이 펴준다. 5. 긴 호흡 30회

열 네 번째 동작

열 다섯 번째 동작

이 자세는 두 손바닥을 양 옆으로 밀어내는 것으로 시작한다. 즉, 양 쪽 무릎을 약간 구부린 상태에서 두 손바닥을 몸 쪽으로 하되 약 10cm을 띄우고, 양 손바닥이 흉곽 양측에 각각 향하게

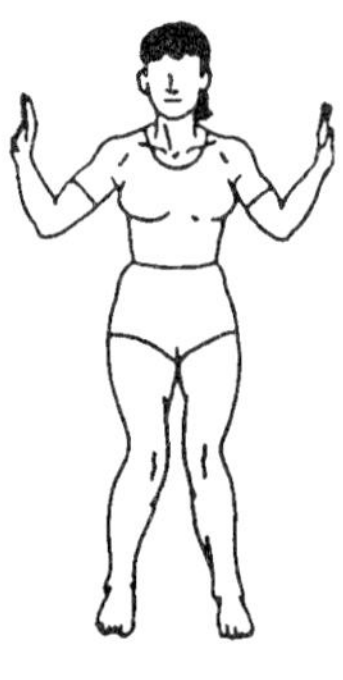	1. 손을 양 옆으로하고 무릎을 굽힌 상태에서 시작(흡식)	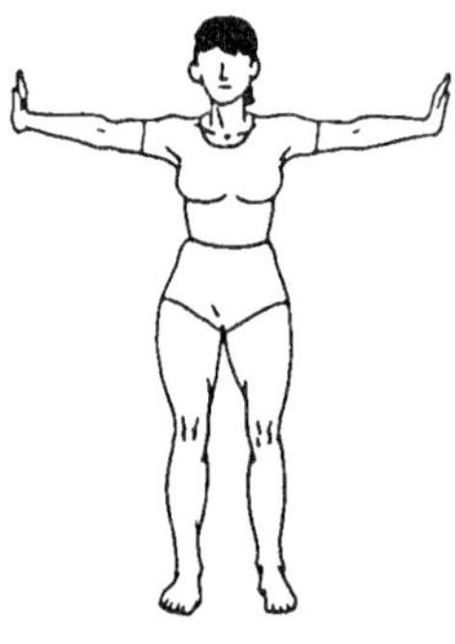	2. 손을 옆으로 밀면서 호흡을 토한다. 3. 이때 무릎도 같이 펴준다. 4. 긴 호흡 30회

열 다섯 번째 동작

하는 것이 처음 자세로 해서, 두 무릎을 서서히 펴면서 양 손바닥을 양 옆으로 밀어낸다. 다 펴지자마자 두 무릎은 다시 서서히 굽히고 양 팔꿈치 관절을 굽히면서 두 손바닥이 몸통의 흉곽으로 향하도록 한다. 이 두 동작을 30회 반복한다.

열 여섯 번째 동작

두 무릎을 약간 굽히고 두 손바닥을 지면을 향하게 하고 두 손바닥을 아래로 밀면서 숨을 빨리 내쉰다. 두 손바닥이 아래로 다 내려가면 즉시 두 손바닥을 댕겨 위로 올리면서 숨을 빨리 들이쉰다. 두 손바닥을 위로 당겨 가슴 수준에 이르면 다시 두 손바닥을 리듬감 있게 아래로 밀면서 숨을 내쉰다. 이러한 반복을 30회 시행한다.

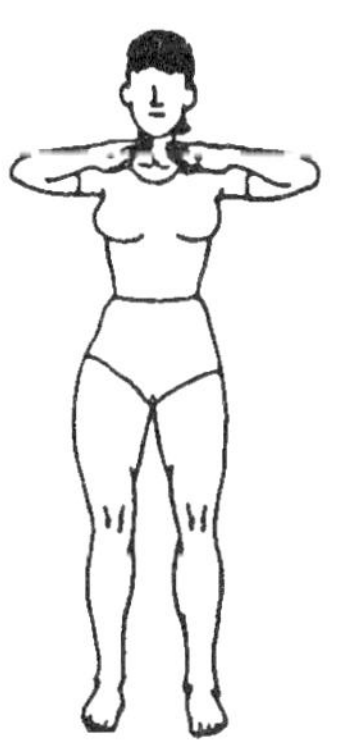	1. 손을 가슴에 놓고 무릎은 편 상태에서 시작(흡식)	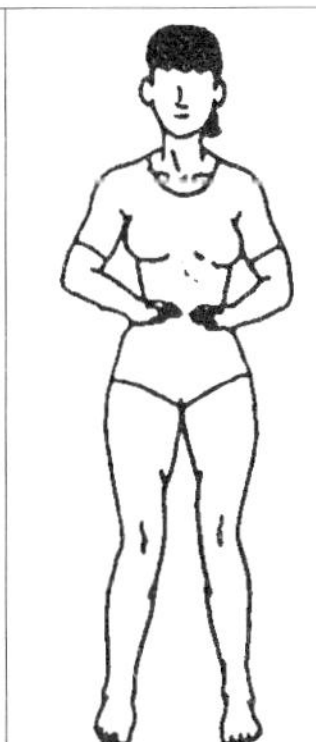	2. 손을 하단전으로 내리면서 호흡을 토한다. 3. 이때 무릎도 같이 굽힌다. 4. 긴 호흡 30회

열 여섯 번째 동작

열 일곱 번째 동작

두 손을 깍지를 끼고 손바닥을 하늘로 향하게 하여 두 팔꿈치 관절과 두 무릎 관절은 약간 굽힌 상태에서 두 팔꿈치 관절을 펴면서 두 손바닥을 하늘로 밀고 동시에 두 무릎 관절을 펴면서 두 손바닥을 향해 반동을 준다. 이때 숨은 짧게 내 쉰다. 두 손바닥이 하늘 쪽으로 뻗은 후 다시 두 팔꿈치 관절은 자연스럽게 굽히고 숨은 짧게 들이 쉰다. 그리고는 다시 짧은 숨을 내쉬면서 두 무릎과 두 팔꿈치를 펴면서 두 손바닥을 하늘로 밀어낸다. 이 동작을 30회 반복한다.

그리고는 두 손의 깍지를 다시 바꾸어 낀 후 두 손바닥을 하늘을 향해 밀면서 두 무릎과 팔꿈치 관절을 피는 동작을 30회 반복

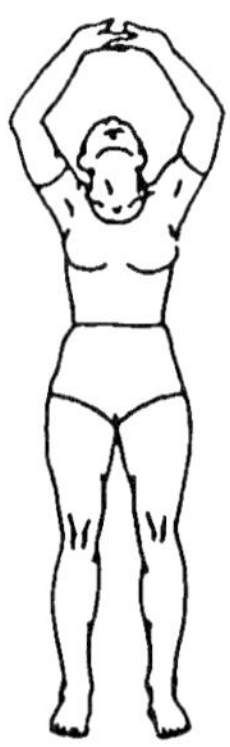	1. 양손가락을 깍지끼고 무릎은 굽힌 상태에서 시작(흡식) 2. 시선은 손으로 향한다. 3. 손을 하늘로 밀면서 호흡을 토한다. 4. 짧은 호흡(깍지 좌, 우 각 30회)	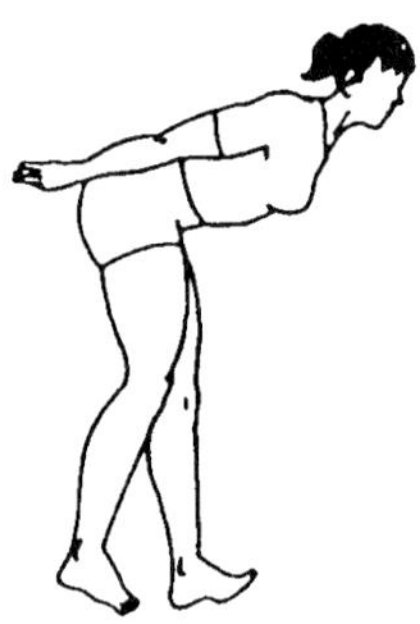	5. 호흡을 토하면서 양팔을 뒤로 보낸다. 6. 긴 호흡(좌, 우 각 50회)

열 일곱 번째 동작

한다. 이 동작은 앞의 열 여섯 번의 동작으로 발생된 체내의 기를 몸 안의 오장 육부로 골고루 들어가게 하는 동작이다. 그래서 열 일곱 번 째 동작을 하기 전에 두 손바닥을 가까이 접근시켜 보면 기의 흐름이 크게 느껴지는데 동작이 끝난 후에는 두 손바닥 사이에 느껴지는 기의 흐름은 그 세기가 확연히 줄어 든 것을 알 수 있다. 이는 발생 된 기가 인체 내로 들어갔음을 의미한다.

후반부

첫 번째 동작

왼발을 반걸음 폭 정도 앞으로 내민 자세에서 손바닥을 아래로 하여 두 손을 앞으로 내민다. 앞으로 내민 손으로 그리고 동시에 두 앞발 쪽으로 체중을 이동시키고 숨을 길게 내쉬면서 두 손

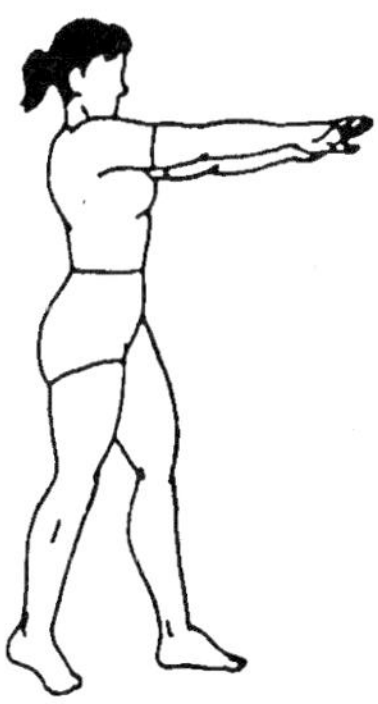

1. 손을 앞으로 뻗고 양발을 그림과 같이 벌린다.
2. 좌측 발이 앞으로 나오게 하여 실시

첫 번째 동작

을 몸 뒤쪽으로 크게 공기를 긁듯이 흔들면서 체중의 중심을 두 발의 뒤쪽으로 이동시킨다. 그리고 다시 체중의 중심을 앞발로 이동시키면서 두 손을 앞으로 내미는 자세로 숨을 들이 쉬면서 되돌아간다. 이 동작을 25회 반복하고 다음에는 오른 발을 앞으로 반걸음 폭 정도 앞으로 내밀고 두 팔을 손바닥을 아래로 내밀고는 체중을 앞 발쪽으로 이동시켰다가 발 뒤쪽으로 다시 체중을 옮기면서 숨을 내쉬면서 두 손바닥으로 공기를 긁듯이 뒤로 이동시킨 후 다시 숨을 들이 쉬면서 앞 발 쪽으로 체중을 이동하면서 두 팔을 앞으로 이동시키는 동작을 25회 반복한다.

두 번째 동작

다리는 11자로 어깨 넓이 정도로 벌리고 두 손은 손바닥을 위로 오게 하여 양편 손의 중지와 검지가 약 10cm 정도 떨어지게 붙여서 아랫배 부위에 자연스럽게 두 팔이 내려오게 한다. 그 자

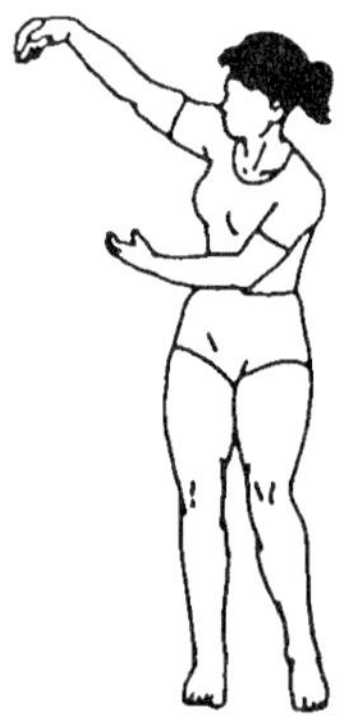

1. 그림과 같은 자세로 양팔을 위에서 하단전 쪽으로 내리면서 호흡을 흡식하고, 반대쪽으로 올리면서 토한다.
2. 시선은 양손을 본다.
3. 긴 호흡 50회

두 번째 동작

세를 그대로 유지하는 상태에서 두 팔을 왼쪽으로 원의 궤도를 그리는 기분으로 약 30도 정도 올리면서 숨은 내쉬고, 두 눈의 시선은 손바닥을 처다본다. 올라 간 두 팔은 숨을 내쉬면서 아래로 내려오면서 다음에는 오른 쪽으로 약 30도 올라가면서 숨을 다시 내쉬고 두 눈은 올라간 손바닥에 고정한다. 올라간 두 손이 다시 아래로 내려오면서 다시 왼쪽으로 원의 궤도를 그리면서 올라가는 동작을 반복한다. 이 동작은 왼쪽으로 25회, 오른 쪽으로 25회를 시행하여 총 50회를 반복한다.

세 번째 동작

다리는 11자로 어깨 넓이 정도로 벌리고 두 손바닥을 위로 오게 하여 양 편 손의 중지와 검지가 거의 붙을 정도로 붙여 아랫배 부위에 자연스럽게 두 팔이 내려오게 한다. 그 자세를 그대로 유지하는 상태에서 어깨와 허리를 자연스럽게 약 90도 정도로 좌

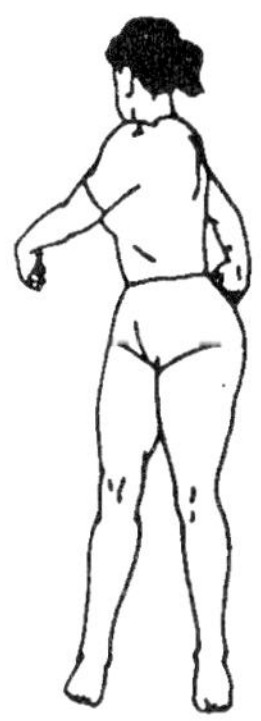

1. 11번과 모든 요령 동일
2. 몸통을 함께 돌린다.
3. 긴 호흡 50회

세 번째 동작

측으로 돌린다. 이때 시선도 좌측을 보며 좌측으로 돌아가는 것이 끝날 무렵 호흡은 날숨이 끝나는 상태가 된다. 좌측으로 돌린 후 즉시 우측으로 약 90도까지 몸통 전체를 자연스럽게 돌리는데 몸통이 정면 정도 왔을 때 숨을 자연스레 들이쉬고 있어야 하고 좌측으로 완전 90도 돌아갔을 때는 다시 날숨이 끝나는 시점이 되어야 한다. 이와 같이 좌우 동작을 반복적으로 하여 좌 우 25회씩 시행하며, 총 50회 시행한다.

네 번째 동작

좌측 발을 반 보만큼 앞으로 내고 약간 무릎을 굽힌다. 두 손은 손바닥을 아래로 보게 하고 허리를 굽히면서 두 손을 자연스럽게 아래로 밀면서 숨을 내 쉰다. 숨이 다 내 쉬어지면서 두 손이 밑으로 도달할 만큼 도달하면 두 손은 다시 위로 허리를 피면서 가슴께까지 올라오도록 자연스럽게 들어 올린다. 이때 숨을

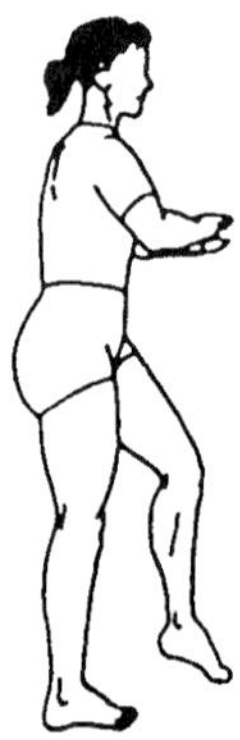	1. 손을 가슴에서 배로 내리며 호흡을 토한다. 2. 이때 발의 뒷꿈치를 붙인다. 3. 긴 호흡(좌, 우 각 30회)	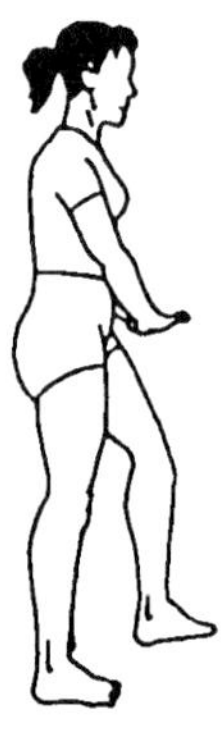	4. 13번의 내리는 동작

네 번째 동작

들이 쉰다. 가슴까지 두 손을 들어 올린 후 다시 밑으로 손바닥으로 밀어내면서 숨을 내쉰다. 전체적으로 하는 동작은 자전거 바퀴에 공기를 주입하는 자세와 유사하다. 25회 시행한 후 이번에는 우측 발을 반 보만큼 내놓고 약간 무릎을 구부린 자세에서 두 손바닥을 밀어 내리는 동작을 다시 25회 시행함으로써 좌우 총 50회의 동작을 한다.

다섯 번째 동작

왼쪽 팔을 손바닥을 아래로 하여 수평에서 약 30도 정도 상향으로 올리고 오른 팔은 뒤로 자연스럽게 뻗되 손바닥은 위로 하늘을 보게 한다. 왼쪽 무릎을 거의 직각이 되도록 굽히고 오른 쪽

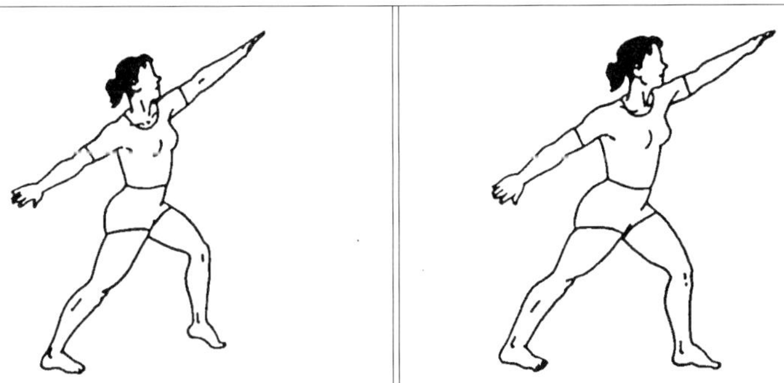

1. 양팔을 앞뒤로 벌리고 좌측발이 앞으로 나오게 자세를 취한다.
2. 토식을 하면서 발뒤꿈치를 붙인다.
3. 14번의 내리는 동작
4. 짧은 호흡(좌, 우 각 50회)

다섯 번째 동작

다리는 펴는 전굴 자세를 취한다. 이 자세에서 올린 왼쪽 손을 통해 기가 들어 와서 오른 손 끝으로 나간다고 생각하면서 왼쪽 손가락 4개를 아래로 한 번씩 굽힐 때마다 오른 쪽 손가락 4개를 위로 동시에 굽히면서 양 쪽 무릎을 가볍게 굽혔다 폈다하면서 가벼운 반동을 준다. 이때 양 무릎을 살짝 굽히면서 좌측 손가락들을 아래로 굽히면서, 그리고 우측 손가락들을 위로 굽히면서 숨을 내쉬고 무릎을 펴면서 숨을 짧게 들이 쉰다. 반동을 주면서 리듬감 있게 하되 이 동작을 25회 시행한다. 끝나면 발을 바꾸어 우측 다리를 앞으로 한 우측 전골 자세를 취하고 오른 팔을 약 30도 상향으로 올리고 왼쪽 팔은 아래로 뒤로 뻗어서 다른 요령은 똑같이 하여 25회 시행한다. 그래서 좌우 공히 50회의 동작을 시행한다.

여섯 번째 동작

오른 쪽 다리를 굽혀서 두 손으로 감아 우측 가슴에 대고 왼쪽 다리로 선다. 왼쪽 다리를 약간 굽히면서 숨을 짧게 내쉰다. 그리고는 다시 무릎을 펴면서 숨을 짧게 들이쉰다. 이 동작을 빨리 리듬성 있게 25회를 시행하면서 앞의 동작에서 발생된 기를 몸의 오장으로 골고루 흩어 공급한다는 의념을 갖는다. 25회의 동작이 끝나면 왼 쪽 다리를 굽혀서 두 손으로 감고 좌측 가슴에 대고 오른 쪽 다리를 약간 굽혔다 폈다하면서 같은 요령으로 25회를 시행하여 좌우 총 50회를 행한다.

선무기공은 정신을 집중해야 된다는 다른 기공과는 달리 잡념

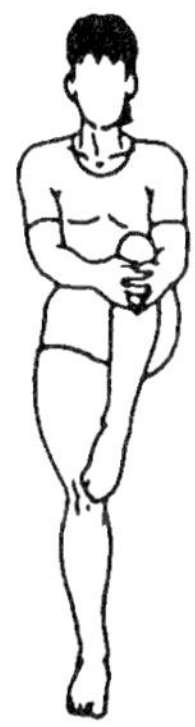

1. 그림과 같이 외발로 선다.
2. 무릎을 굽히면서 토식을 한다.
3. 짧은 호흡(좌우 각 30회)

여섯 번째 동작

을 갖고 해도 그 효과가 있다고 알려져 있고 위의 동작들을 취하다가 어느 동작에서든지 그만 두면 시행한 만큼 도움이 된다는 등 다른 기공에 비해 그 시행이 자유스럽다. 선무기공을 시행을 하고나면 시행한 사람의 기의 세기가 강해지고 기의 순행이 원활하여 몸과 마음이 안정되고 편안해 지는 것을 느끼게 된다.

향(香) 공법

향공을 수련하면 수련자의 몸에서 향 내음이 난다고 하여 향공이라고 명명되었다고 한다.

예비 동작

다리를 11자로 어깨 넓이로 자연스럽게 서서 두 손을 약 40cm 정도 벌렸다가 거의 맛 닿을 정도까지 두 손바닥에 의식을 집중하면서 서서히 붙인다. 그리고는 다시 두 손바닥을 40cm 정도 띄웠다가 다시 서서히 붙이는 동작을 10회 반복한다. 이것이 예비 동작이다.

10회 동작을 끝낸 후 두 손은 손바닥을 위로 보게 하고 오른쪽 손바닥을 아래로 왼쪽 손바닥을 위로 하여 두 손을 겹치게 하고 두 엄지를 살짝 붙이면서 배꼽 밑에 손바닥 날이 붙도록 배에 가까이 붙인다. 이것이 모든 동작을 처음 시작하는 기본 동작이다.

첫 번째 동작

양 다리는 11자로 어깨 넓이로 자연스럽게 벌리고 서서, 양 손의 손가락을 엄지는 엄지, 검지는 검지, 중지는 중지식으로 맞보게 붙이고 중앙의 손바닥 부분은 떨어지게 마주 잡고 허리 부분에서 오른쪽에서부터 왼쪽으로, 왼쪽에서 오른쪽으로 좌우를 흔드는 동작을 한다. 이때 몸통은 움직이지 않고 마주 잡은 두 손을 수평으로 움직이되, 두 팔을 서서히 움직이는 동작이 되겠는데, 왼쪽 18회, 오른 쪽 18회를 하여 총 36회 시행한다. 마치 공룡이 꼬리를 좌우로 치는 동작이다.

두 번째 동작

양 다리는 11자로 어깨 넓이로 자연스럽게 벌리고 서서, 양 손의 손가락을 엄지는 엄지, 검지는 검지, 중지는 중지식으로 맞보게 붙이고 중앙의 손바닥 부분은 떨어지게 마주 잡고 배꼽 아래 부위에서 수평이 아닌 수직으로 손목을 축으로 양 손을 위아래로 서서히 움직인다. 이때 위로 올렸다가 아래로 내리는 동작이 일회로 하여 총 36회를 시행한다. 마치 봉황이 꼬리를 끄떡이는 듯한 동작이다.

세 번째 동작

손바닥을 마주 보게 하여 벌린 상태에서 거의 붙을 정도로 붙이는 예비동작을 앞서 열 번하였는데 그 예비 동작과 똑같이 5회를 시행하고 6회째에는 두 손바닥을 접근시킬 때 거의 접근한 시점에 두 손바닥을 90도로 약 10cm 정도 올라가게 한 후 내려오면서 왔던 궤도를 정확하게 다시 돌아간다. 팔이 돌아가서 멈추면 두 팔을 허리 부분에서 수평으로 멀어진 상태로 자연스럽게 멈춰지면 다시 두 손바닥은 아래로 향한 상태에서 배꼽 부분으로 손이 접근되게 하고 그 이후는 두 손바닥이 마주보도록 하면서 다시 10cm 정도 올라간다. 그 이후 다시 왔던 궤도로 돌아간다. 이 동작을 6회째부터 하여 36회가 될 때까지 반복한다. 이때 다리는 11자로 자연스럽게 어깨 넓이로 벌리고 선 자세를 취한다. 시선은 10보 앞에 둔다. 마치 부처님 모시는 탑에 향이 피어오르는 듯한 모양의 동작이다.

네 번째 동작

두 손의 손바닥을 아래로 하여 자연스레 가로막 높이로 들고 11자로 두발을 어깨넓이로 벌인 상태에서 두 팔을 수평으로 하여 팔꿈치 관절을 펴면서 앞으로 뻗어 펼친다. 자연스럽게 앞으로 두 팔을 뻗은 후 다시 가로막 위치의 복부 앞으로 두 팔을 접는다. 이후 다시 같은 궤도로 두 팔을 펼치고 다시 접는 동작을 36회 반복한다. 마치 보살님이 가야금 줄을 고르는 형세의 동작이다.

다섯 번째 동작

두 손의 손바닥을 위로 하여 자연스레 가로막 높이로 들고 11자로 두발을 어깨넓이로 벌인 상태에서 두 팔을 수평으로 하여 팔꿈치 관절을 펴면서 앞으로 뻗어 펼친다. 자연스럽게 앞으로 두 팔을 뻗은 후 다시 가로막 위치의 복부 앞으로 두 팔을 접는다.

이후 다시 같은 궤도로 두 팔을 펼치고 다시 접는 동작을 36회 반복한다. 마치 고기떼에게 고기밥을 널리 베푸는 형세의 동작이다.

여섯 번째 동작

두 손바닥을 약 10cm 떨어지게 마주 보게 하여 두 손바닥에 의식을 집중하고 가로막 정도의 높이에서 두 손을 우측으로 약 30도 이동시켰다가 곧 좌측으로 30도 이동시킨다. 수평으로 왔다 갔다 하는 동작으로 총 36회 시행한다. 즉, 좌측 18회, 우측 18회를 시행하게 되는 데 두 손바닥 사이에 미묘한 에너지의 움직임을 의식을 집중하면 확연히 느낄 수 있다. 마치 연꽃잎이 바람에 날리는 형세의 동작이다.

일곱 번째 동작

여섯 번째 동작이 끝난 상태에서 손바닥이 마주 보는 상태에서 두 손을 동작을 하는 사람의 입장에서 보아 시계 방향으로 몸통이 모두 포함되게 천천히 원을 그리며 돌린다. 36회를 돌린다. 마치 하늘과 땅을 오른쪽으로 돌리는 형세의 동작이다.

여덟 번째 동작

일곱 번째 동작이 끝난 상태에서 다시 시계 방향과 반대되는 방향으로 똑 같은 요령으로 크게 36회 돌린다. 마치 하늘과 땅을 왼쪽으로 돌리는 형세의 동작이다.

아홉 번 째 동작

두 손바닥을 아래로 하여 어깨의 높이로 두 팔을 낚시를 던지는 것과 같은 자세로 앞으로 뻗고는 두 손바닥으로는 공기를 긁어 당기듯이 두 팔을 몸체 쪽으로 당겼다가 다시 두 팔을 낚시를 던지듯이 앞으로 뻗는다. 이 반복적인 동작을 36회 시행한다. 마치 노를 저어 바다로 나아가는 형세의 동작이다.

열 번째 동작

어깨 넓이로 11자로 자연스레 선 자세에서 양 손바닥을 아래로 하여 명치 부위에 오른 손이 위로 왼손이 아래로 오게 하되 양 손의 간격은 약 10cm 띄운다. 오른 손을 시계 방향으로 돌리면서 왼손의 밑으로 이동한다. 이때 왼손도 시계 반대 방향으로 돌리면서 오른 손의 위로 이동한다. 밑으로 이동한 오른 손은 다시 왼손의 위로 원의 궤도를 그리면서 자연스럽게 올라오고 왼손은 똑같은 요령으로 원을 그리면서 오른 손의 아래로 내려온다. 이 동작은 실을 감는 것과 같은 동작으로 36회 시행한다. 마치 불법(佛法)의 수레가 굴러가는 형세의 동작이다.

열 한 번째 동작

열 번째 동작의 끝난 자세는 양 손바닥이 아래로 한 상태에서 오른 손이 위에 왼손은 아래에 약 10cm 간격을 갖고 포개어져 있는 상태이다. 이 상태에서 두 손의 자세를 흩뜨리지 않고 좌측으로 한 번 다음은 우측으로 한 번 흔든다. 이 동작을 좌측 18회,

우측 18회 하여 총 36회 시행한다. 마치 달마가 배를 젓는 형세의 동작이다.

열 두 번째 동작

어깨 넓이로 11자로 자연스레 선 자세에서 두 시선은 멀리 두고 두 손의 양 손바닥을 양 쪽 바지 재봉선을 바라보게 한다. 마음이 안정되면 두 손바닥을 들어 두 귀에 붙이지는 말고 최대한 갖다 댄다. 갖다 대면서 손바닥의 정기가 귀를 통해 좋은 영향을 미칠 것으로 생각한다. 잠시, 귀 가까이 손바닥을 위치시켰다가 곧 재봉선 쪽으로 양 손을 내리되 두 손바닥은 재봉선을 바라보게 하고 또한 두 손이 재봉선을 넘어 바깥으로 나가지 않게 주의한다. 양 손바닥을 양 귀에 붙이는 동작을 36회 반복한다. 마치 부처의 광명으로 귀를 뚫는 동작이다.

열 세 번째 동작

양 손바닥을 위로 보게 하고 양 손을 아랫배 앞 쪽에 손 날을 몸 쪽으로 대고 양 시선은 멀리 바라보는 상태에서 두 손을 들어 양 눈 주위에 갖다 댄다. 양 눈 주위에 갖다 댈 때는 손등 쪽으로 갖다 대는데 결과적으로 손으로 망원경으로 만들어 볼 때 하는 자세와 유사하다. 눈에 갖다 댈 때는 손등으로 아랫배에 갖다 댈 때는 손 날로 해서 왕복하는 위아래 동작을 한번으로 하여 총 36회 시행한다. 마치 부처의 광명으로 눈을 밝게 한다.

열 네 번째 동작

양 손바닥을 겹치게 하여 몸 하단전 쪽으로 보게 하되 왼쪽 손이 오른 쪽 손보다 더 안쪽에 위치하도록 한다. 이 상태에서 오른손, 팔은 오른쪽으로 약 30도 가량 원 궤도로 움직이고 왼손, 팔은 왼쪽으로 약 30도 가량 원 궤도로 움직이고는 다시 본래 위치로 오른 손 및 왼손이 돌아온다. 오른손바닥이 몸 쪽으로 그리고 왼손바닥보다 바깥쪽에 위치하도록 하되 겹치는 본래의 위치에서 다시 오른손은 오른쪽으로 왼손은 왼쪽으로 올리는 동작은 단진자 운동과 같이 반복한다. 이 동작을 36회 반복한다. 마치 하단전 앞에서 교차로 손을 흔들어 우주의 파동을 받아들이는 동작이다.

열 다섯 번째 동작

어깨 넓이로 11자로 자연스레 선 자세에서 두 눈을 감고 두 손을 합장하고 명치 부위에 가만히 두고 속으로 어떠한 건강 상태로 돌아가기를 원하는지 생각하고 그 상태를 상상하는 의념 동작을 하되 일 분 이상 끌지 않는다. 부처님과 스승님께 감사드리는 동작이다. 이때 마음속으로 한 가지씩 소원을 빈다.

마무리 동작

마무리 동작은 두 가지 동작으로 진행된다.

첫째 동작

어깨 넓이로 11자로 자연스레 선 자세에서 자연스럽게 두 손을 아래로 내린 자세를 취한다. 손등을 위로 하여 팔꿈치 관절을 굽히면서 두 손을 어깨 위치에 올 때까지 올리면서 숨을 서서히 들이 쉰다. 올린 두 손은 아래로 서서히 내리면서 숨을 서서히 내쉰다. 내린 손은 다시 위로 올리면서 숨을 들이쉬고 손을 내리면서 숨을 내쉬는 동작을 10회 정도 반복한다. 수공(收攻)이라고 하며 향공 중지시나 끝낼시 이 동작을 반드시 시행한다.

둘째 동작

어깨 넓이로 11자로 자연스레 선 자세에서 왼 쪽 어깨 위에 덥혀 있는 나쁜 기운을 오른 손으로 걷어 낸다는 기분으로 걷어 내는 동작을 어깨부터 왼 쪽 손까지 오른 손으로 서서히 위, 중간, 아래로 하여 3회 정도 시행하고, 왼쪽 손으로는 오른 쪽 어깨부터 팔까지를 같은 요령으로 3회에 걸쳐 걷어 낸다. 훑어 걷어 낼 때 손이 몸에 닿지 않아야 하지만 손이 몸에 너무 많이 떨어져 있어도 안 된다. 몸에 닿지 않을 정도 유지하는 간격이 이상적이다. 양 팔에 대한 훑어 내리는 동작이 왼팔, 오른팔이 끝나면 두 손바닥을 양 엉덩이 쪽으로 이동시켜 다리에 붙어 있는 사기(邪氣)를 걷어낸다는 의념을 하면서 엉덩이로부터 발목까지 세 번에 걸쳐 두 다리의 위를 손바닥으로 훑이 내려간다. 이 동작은 배병기(拜病氣)라고 하며, 중환자를 접촉했을 시 반드시 이 동작을 시행한다.

향공은 동작의 폭이 작고 간단하며 남녀노소 누구나 쉽게 배울 수 있다. 향공을 수련하면 몸안의 기혈이 뚫려 질병이 소멸되고, 수련이 깊어지면 다른 사람의 질병도 고쳐줄 수 있는 치유력이 생긴다. 기혈이 뚫린다는 것은 몸의 탁한 기운, 병기운이 사라짐으로써 저절로 즐거워지는 상태를 말한다. 향공을 수련할 때는 다른 기공 수련은 삼가하여야 하고 항상 너그러운 마음과 선행하는 마음, 남을 공경하는 마음을 갖추고 실행하는 생활을 해야 향공의 효과를 볼 수 있다.

향공의 효과로는 잠이 잘 오고, 걸음이 가벼워지고, 충실한 체력과 맑은 정신, 배변이 좋아지고, 소화가 잘되고, 체중 조절 등이 있다. 오래된 병도 좋아진다.

윤성철(尹成澈)
서울대 의대 졸업(1979)
서울대 대학원 석사, 박사과정 수료(1990, 의학박사)
미국 케이스웨스턴리즈브(University of Case Western Reserve at Cleveland) 연구원(1991~1992)
영남대학교 의과대학 내과교수(1988~1990)
동국대학교 의과대학 내과교수(1990~1994)
단국대학교 의과대학 내과교수(현재)

저 서
내과학(1998)
임상신장학(2001)
임상내과학(2004)

의학에서 기의 세계 들여보기

2007년 8월 30일 초 판 발행
2008년 2월 20일 개정초판 발행

[값 8,000원]

저 자 윤성철
발 행 단국대학교출판부
등 록 1968.2.27 :No.제03-00095호
경기도 용인시 수지구 죽전동 126
(전화 031-8005-2405, 전화 031-8005-2406)
편집 · 성두현 / 표지디자인 · 이어진
인 쇄 네오프린텍

Published by the Dankook University Press

Printed in Seoul, Korea

ISBN 978-89-7092-381-9 93510

이 연구(저술)는 2004학년도 단국대학교 대학연구비의 지원으로 이루어졌습니다.